ÉTUDE

SUR LA

DOUBLE LIGATURE PÉRIPHÉRIQUE

DANS LE

TRAITEMENT DES ANÉVRYSMES INTRA-THORACIQUES

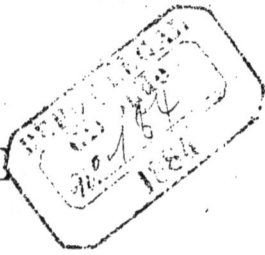

PAR

JÉROME (ADALBERT) MALLIÉ

DOCTEUR EN MÉDECINE

BORDEAUX

G. GOUNOUILHOU, IMPRIMEUR DE LA FACULTÉ DE MÉDECINE

11,— RUE GUIRAUDE, — 11

1882

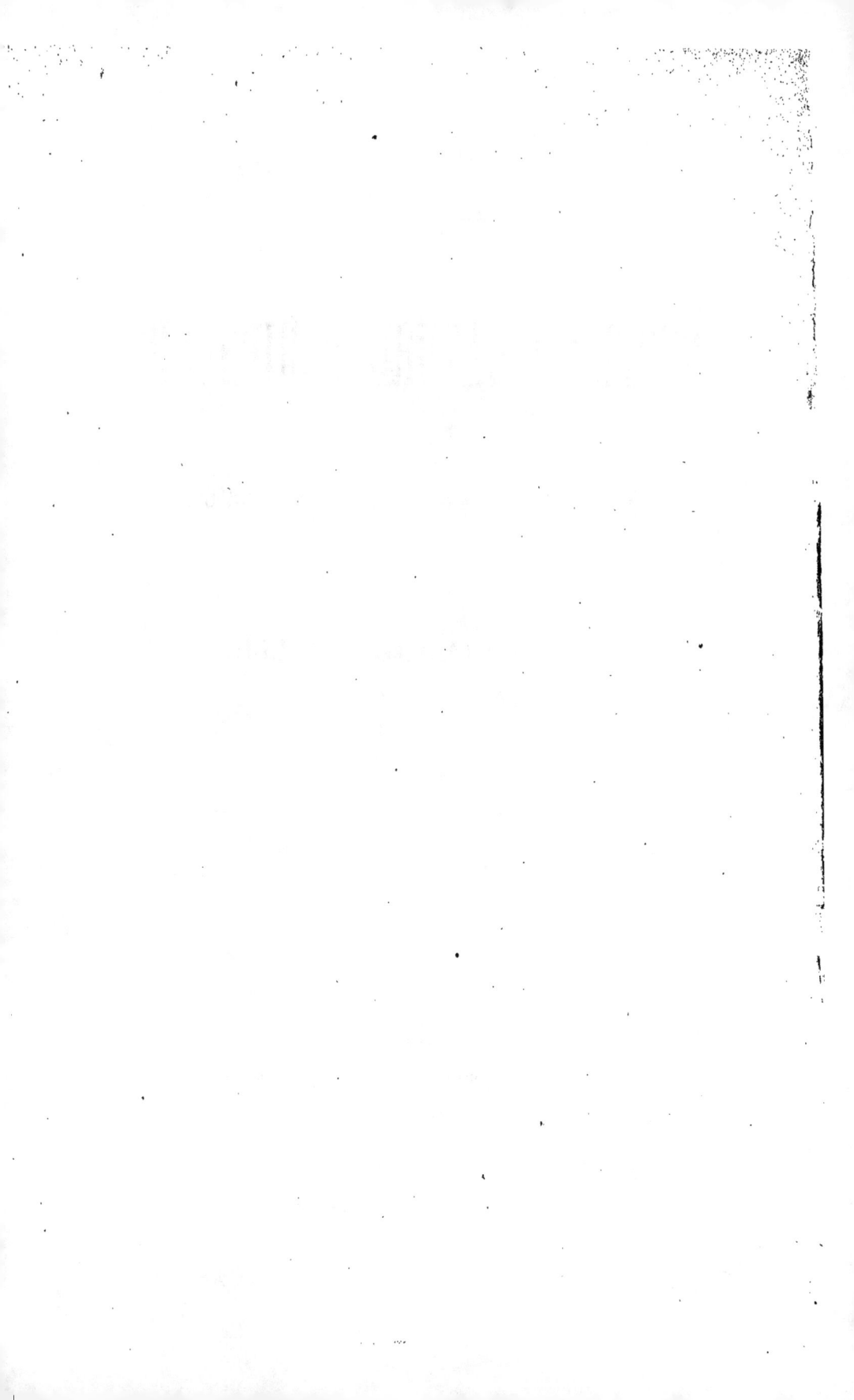

ÉTUDE

SUR LA

DOUBLE LIGATURE PÉRIPHÉRIQUE

DANS LE

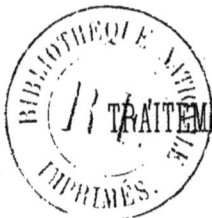

TRAITEMENT DES ANÉVRYSMES INTRA-THORACIQUES

PAR

Jérome (Adalbert) MALLIÉ

DOCTEUR EN MÉDECINE

———— ✦❈✦ ————

BORDEAUX

G. GOUNOUILHOU, IMPRIMEUR DE LA FACULTÉ DE MÉDECINE

11,— RUE GUIRAUDE, — 11

—

1882

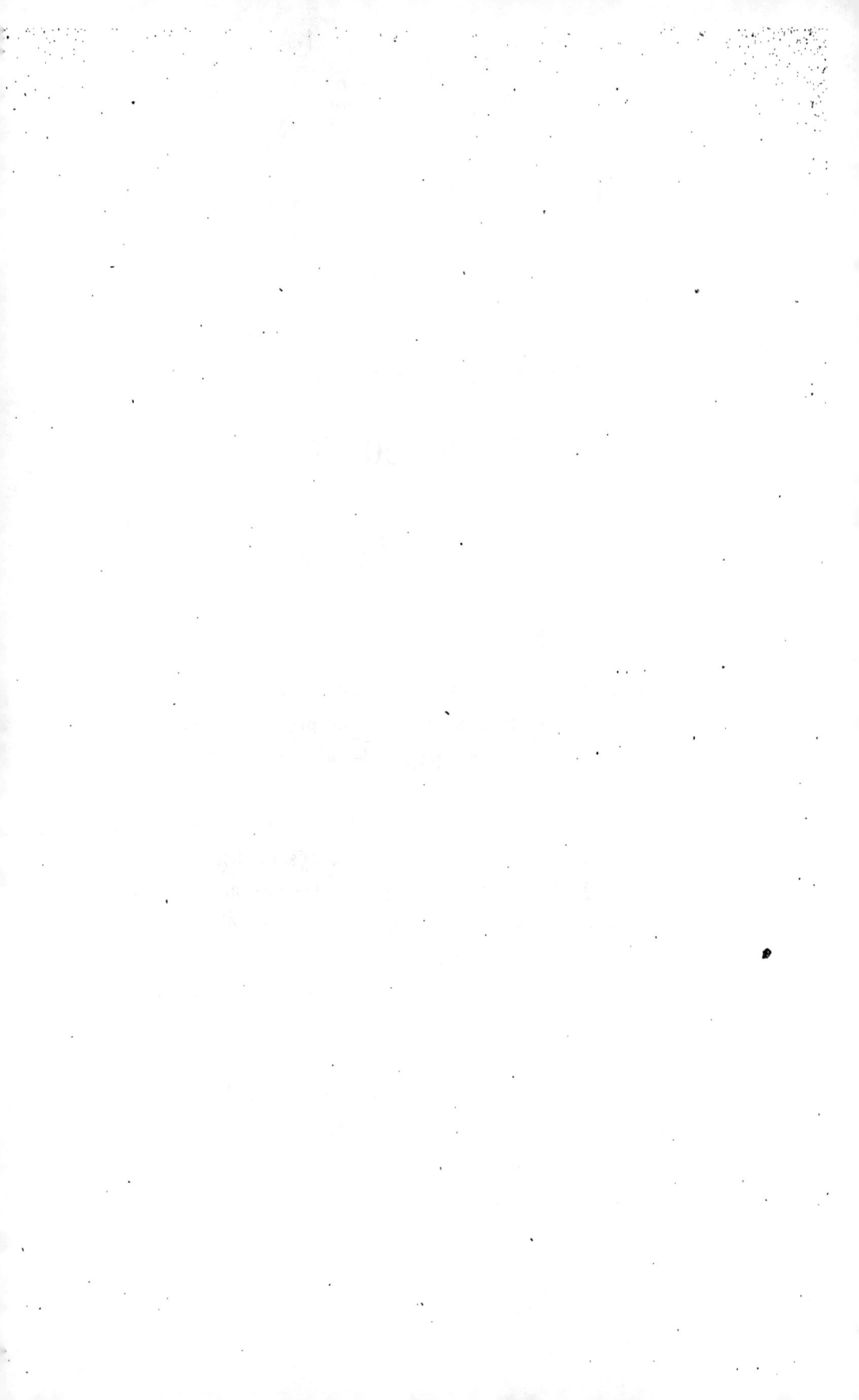

INTRODUCTION

Parmi les divers moyens thérapeutiques employés contre les gros vaisseaux du thorax, il en est un presque complètement négligé en France. Je veux parler de la double ligature périphérique.

Cette méthode, qui consiste à lier la carotide primitive et la sous-clavière droites dans des cas d'anévrysmes soit de l'innominée, soit de l'aorte, et qui, dans ces derniers temps, a été l'objet d'importantes discussions dans le monde médical anglais et parmi les chirurgiens des États-Unis, cette méthode, dis-je, n'a reçu que deux applications en France. La première fut faite par Malgaigne en 1845, et la seconde par M. le Prof. Denucé en juillet 1880.

M. le Dr Poinsot, dans son remarquable article *Sous-Clavière et Innominée,* paru d'hier dans le *Nouveau Dictionnaire de Médecine et de Chirurgie pratiques,* vient d'attirer l'attention des chirurgiens français sur cette importante intervention chirurgicale. C'est, du reste, sous son inspiration, et aussi parce que j'avais vu l'opération faite en juillet 1880 par M. le Prof. Denucé que j'ai choisi ce sujet de thèse.

En se bornant aux cas d'anévrysmes de l'innominée seulement, M. le Dr Poinsot a réuni vingt-huit faits de double ligature. Prenant aussi les cas où la méthode a été appliquée pour des anévrysmes aortiques, j'ai pu ajouter à ce nombre dix faits de plus.

Opération séieuse et délicate, la double ligature des deux branches terminales du tronc brachio-céphalique mérite la plus grande attention. Aussi est-ce à l'aide des faits cliniques que je me suis efforcé d'exposer son mode d'action et de montrer sa légitimité dans le traitement des anévrysmes intra-thoraciques.

Je tiens d'abord à faire remarquer, dès à présent, que je n'ai pas eu l'intention d'établir la supériorité de cette méthode sur tel autre traitement des anévrysmes. Je me suis seulement proposé pour but de démontrer que, malgré les dangers qu'elle comporte, la double ligature est un moyen thérapeutique qui doit entrer en ligne et être pris en sérieuse considération lorsqu'il s'agit d'une affection aussi grave qu'un anévrysme de l'nnominée ou de l'aorte.

Ma thèse comprendra trois chapitres. Dans le premier, je fais l'historique de la méthode ; le second comprend sa physiologie pathologique, et le troisième enfin, où sont consignées les observations, contient l'appréciation| de la double ligature. C'est par l'analyse des faits cliniques que j'ai établi cette appréciation et que j'ai formulé les conclusions.

Avant d'aborder le sujet, qu'il me soit permis d'adresser ici l'expression de ma vive gratitude à M. le Dr Poinsot, qui, dans plusieurs circonstances, m'a toujours montré la plus extrême bienveillance. Il peut être assuré de ma profonde reconnaissance.

Je dois aussi des remerciements à M. le Prof. Bouchard et encore à M. le Dr Poinsot pour les excellents conseils que j'en ai reçus et qui m'ont permis de mener ce travail à bonne fin.

ÉTUDE

SUR LA

DOUBLE LIGATURE PÉRIPHÉRIQUE

DANS LE

TRAITEMENT DES ANÉVRYSMES INTRA-THORACIQUES

CHAPITRE I

HISTORIQUE

Dans le *Manuel de Chirurgie* d'Assalini il est pour la première fois parlé d'une ligature faite au delà d'un sac anévrysmal. Le fait est de Pinchienati, chirurgien de Turin qui, en 1784, fit l'amputation de jambe pour un anévrysme poplité. La ligature de l'artère au-dessous de la tumeur amena son durcissement, sa diminution de volume et la cessation des battements; si bien que l'amputé put faire usage du genou pour servir d'appui à une jambe artificielle.

En 1785, dans ses leçons faites à l'Hôtel-Dieu, Desault professait que quand la ligature était impossible entre le cœur et la tumeur anévrysmale, il fallait la placer au delà de la poche. Enfin Brasdor, qui a donné son nom à la méthode, enseignait que la ligature entre le sac et les capillaires était surtout appli·

cable dans les cas d'anévrysmes de la partie inférieure de la carotide. Aucun de ces deux chirurgiens toutefois ne mit cette idée en pratique.

Laissant de côté le fait de Pinchienati, qui, d'après Assalini, ne fut guidé dans sa conduite par aucune idée théorique, c'est à Vernet, chirurgien militaire, qu'il faut rapporter la première application de la méthode de Brasdor. Ayant à traiter un anévrysme inguinal, Vernet ne fit pas, il est vrai, la ligature, mais comprima l'artère fémorale au-dessous du sac. La tumeur anévrysmale augmenta et la compression dut être supprimée. Ce n'est que le 6 octobre 1798 que Deschamps, pour un anévrysme de la partie supérieure de la cuisse, pratiqua la ligature de la fémorale au-dessous de la poche; le résultat fut malheureux. Quelque te ps après, l'époque n'est pas précisée, dans un cas d'anévrysme siégeant dans la fosse iliaque, Cooper lia la fémorale entre l'origine de l'épigastrique et celle de la crurale profonde.

Cette nouvelle méthode thérapeutique fut pour la première fois appliquée par Wardrop, en 1825, à un anévrysme carotidien. Pour une tumeur anévrysmale qui intéressait l'origine de l'artère carotide, ce chirurgien lia en effet le vaisseau au delà du sac. Immédiatement après l'opération, la tumeur commença à diminuer; au quatorzième jour, elle était réduite de moitié et malgré son grand âge (la malade avait soixante-quinze ans), l'inflammation et la suppuration de la poche, l'opérée guérit. L'année suivante, le 10 décembre, Wardrop répéta la même opération; le succès paraissait certain, lorsque la malade, qui avait déjà une hypertrophie du cœur, succomba trois mois après. Au moment de la mort, la tumeur n'avait plus que le volume d'une amande. A l'autopsie, la carotide fut trouvée perméable dans toute son étendue. Broca fait remarquer qu'avec cette particularité il paraît douteux que ce soit bien réellement la carotide qui ait été liée dans cette circonstance. En 1827, Lambert fit encore la ligature de la carotide au delà d'un anévrysme de cette dernière artère. La partie inférieure du vaisseau fut oblitérée par un caillot solide ; la malade était sur le point de guérir, quand plusieurs hémorrhagies venant du bout périphérique de l'artère liée entraînèrent la mort, plus de six semaines après l'opération. Quelques mois plus tard, dans le courant de cette même année, Busk, de New-York, toujours pour un anévrysme carotidien, pratiqua la ligature du vaisseau au delà du sac. Presque immédiatement après l'opération, la tumeur s'affaissa et la malade, qui avait une respiration des plus laborieuses et qui éprouvait les plus grandes difficultés dans les mouvements de déglutition, se remit complètement.

Le 6 juillet 1827, la ligature périphérique fut employée dans un cas de tumeur anévrysmale intra-thoracique. Pour un anévrysme du tronc brachio-céphalique en effet, Wardrop lia la sous-clavière droite *en dehors des scalènes*. La malade, mistress Denmark, vit les accidents céder, et le 9 septembre 1828, quatorze mois après l'opération, elle écrivait à Wardrop qu'elle jouissait de la meilleure santé. Trois mois plus tard deux nouvelles tumeurs pulsatiles apparurent, l'une au-dessus de la fourchette sternale, l'autre vers l'origine de la carotide droite. Wardrop se proposait de lier cette dernière artère lorsque la mort survint le 13 septembre 1829. A l'autopsie la tumeur fut trouvée entièrement remplie de caillots fibrineux, sauf un petit canal qui conduisait de l'aorte dans la carotide restée saine et perméable.

Enfin Evans, de Belper, consulté par un homme porteur d'un anévrysme de l'innominée, au lieu, comme Wardrop, de lier la sous-clavière en dehors des scalènes, fit la ligature de la carotide primitive droite. Cette opération, pratiquée le 28 uillet 1828, fut suivie, cinq semaines après, d'un phénomène très remarquable. A cette époque en effet, les artères du bras droit cessèrent de battre et pendant quelque temps le membre resta à moitié paralysé. La tumeur qui, immédiatement après l'opération, avait présenté une augmentation de volume et des battements plus intenses, cessa bientôt complètement de battre. Deux ans plus tard, s'étant enflammée, elle se rompit et donna issue à une assez grande quantité de pus; malgré cela la guérison fut complète et durable puisqu'elle se maintenait encore neuf ans après.

Mais cette cessation des battements artériels dans le bras droit et la demi-paralysie qui en fut la conséquence, indiquent certainement une oblitération spontanée de la sous-clavière.

Dans ce cas les conditions de la double ligature furent donc réalisées; mais ce fut Fearn le premier qui la mit en pratique.

Ce chirurgien, pour un anévrysme de l'innominée, avait lié la carotide primitive droite le 30 août 1836; cette opération fit cesser les accidents. Ils se montrèrent de nouveau dans le cours de la seconde année, et Fearn se décida le 2 août 1838 à lier la sous-clavière en dehors des scalènes. La malade avait recouvré la santé et paraissait complètement guérie de son anévrysme, lorsqu'elle mourut d'une pleurésie, quatre mois plus tard.

L'année suivante, Hobart, pour un anévrysme du tronc brachio-céphalique encore, pratiqua la ligature simultanée de la carotide primitive et de la sous-clavière droites; mais cette dernière artère fut liée dans sa première portion, entre l'innominée et l'origine de la vertébrale. Ce dernier cas diffère en deux points du précédent.

D'abord dans le fait de Fearn, la double ligature fut pratiquée en laissant un intervalle de deux ans entre la ligature de la carotide et celle de la sous-clavière. Chez l'opérée de Hobart, la ligature des deux vaisseaux fut faite simultanément. De plus

Fearn avait laissé des collatérales entre le sac et la ligature de la sous-clavière. Celle-ci en effet n'ayant été liée qu'en dehors des scalènes, les quatre artères auxquelles elle donne naissance en dedans de ces muscles : la vertébrale, la thyroïdienne inférieure, la mammaire interne et l'intercostale supérieure, étaient restées ouvertes au sang venant de l'anévrysme. Hobart, au contraire, en plaçant la ligature de la sous-clavière immédiatement après la naissance de cette dernière artère de l'innominée, avait transformé l'anévrysme en un cul-de-sac complet.

En d'autres termes, Fearn avait fait la ligature successive et appliqué le procédé de Wardrop ; Hobart fit la ligature simultanée et employa la méthode de Brasdor.

J'ai insisté sur la différence que présentent ces deux cas, parce que la double ligature périphérique a toujours été employée en pratiquant le procédé de Wardrop, le fait de Hobart seul excepté.

Jusqu'en 1864 la double ligature périphérique fut mise en usage cinq fois seulement, et ce n'est que depuis cette époque qu'elle paraît avoir pris rang dans la thérapeutique des anévrysmes intra-thoraciques.

En France, elle n'a été employée jusqu'ici que deux fois en 1845, par Malgaigne, qui, pour un anévrysme de l'innominée, fit la double ligature successive, laissant un intervalle de six mois entre la ligature de la carotide et celle de la sous-clavière ; et par M. le Prof. Denucé qui, pour un anévrysme du tronc brachio-céphalique aussi, pratiqua la ligature simultanée de la carotide primitive et de la sous-clavière droites.

Dix fois seulement la double ligature a été employée dans des cas d'anévrysmes intéressant l'aorte seule. Dans les vingt-huit autres faits qui complètent la série des observations que j'ai recueillies, l'anévrysme siégeait sur l'innominée et l'aorte à la fois.

CHAPITRE II

PHYSIOLOGIE PATHOLOGIQUE

La double ligature de la carotide primitive droite et de la *troisième portion* de la sous-clavière droite n'est autre chose que le procédé de Wardrop; aussi, avant d'exposer le mode d'action de cette intervention chirurgicale, nous examinerons tout d'abord succinctement l'influence produite sur la circulation anévrysmale par la méthode de Brasdor, dont le procédé de Wardrop n'est qu'une modification.

Quand on lie une artère atteinte d'anévrysme immédiatement au delà du sac, on transforme celui-ci en une impasse complète et le sang qui lui est apporté à chaque systole cardiaque est obligé de ressortir par sa voie d'entrée: le bout central de l'artère. Il se fait donc dans ces conditions une sorte de flux et de reflux dans l'intérieur de la tumeur. Mais la réaction des parois artérielles anévrysmales destinée à produire le reflux est de beaucoup inférieure à la force d'impulsion centrale qui a provoqué le flux, et, dans l'intervalle de deux pulsations du cœur, il ne sort jamais qu'une partie du sang contenu dans l'anévrysme. Il y a par conséquent dans le sac une sorte de stagnation relative du sang qui va favoriser le dépôt de caillots fibrineux. Or cet obstacle que le sang rencontre dans l'artère y produit une exagération de pression, et le liquide sanguin qui la traversait normalement, se buttant contre une résistance invincible et sollicité par sa tension même, doit se frayer de nouvelles voies d'écoulement et se dévier pour cela de sa route ordinaire. C'est précisément ce but, déviation du courant sanguin, que se proposait Brasdor quand il préconisait de lier l'artère anévrysmale immédiatement au delà du sac.

Wardrop pensa que pour diminuer la circulation anévrysmale et dévier le courant sanguin sinon en totalité, du moins en grande partie, il n'était pas de nécessité absolue de transformer l'anévrysme en un cul-de-sac complet, mais qu'il suffisait de diminuer les voies d'écoulement au delà de la poche. Faisant alors pour la méthode de Brasdor ce que Hunter avait déjà fait pour celle d'Anel, il laissa quelque distance entre la tumeur et la ligature, ménageant ainsi des collatérales entre le sac et le point où le vaisseau était lié.

Pour appliquer ses idées aux anévrysmes de l'innominée, Wardrop supposa que la carotide primitive droite, l'ensemble des quatre collatérales nées de la sous-clavière en dedans des scalènes, et le tronc de cette dernière artère en dehors de ces muscles, avaient un débit égal. Il imagina donc que l'oblitération de la première et de la dernière de ces voies enlèverait à l'anévrysme la plus grande partie de sa circulation, et amènerait un ralentissement favorable à la formation de caillots.

Holmes, dans un article paru dans *The Lancet*, en 1872, a combattu cette théorie de Wardrop, et, dans son raisonnement, a laissé échapper une contradiction déjà signalée dans l'article *Sous-Clavière et Innominée* de M. le Dr Poinsot dans le *Nouveau Dictionnaire de Médecine et de Chirurgie pratiques.* Je rapporte ici un passage de Holmes cité par M. le Dr Poinsot :

« Grâce au développement des collatérales nées de la sous-
» clavière en dedans des scalènes, la quantité de sang circulant

» dans l'innominée ou dans l'anévrysme doit être (après la double
» ligature selon le procédé de Wardrop) la même qu'avant,
» à l'exception de ce qui passe par les collatérales nées de la
» carotide gauche et par les premières intercostales venant de
» l'aorte. Cette dernière quantité est bien difficile à déterminer,
» mais elle doit être de beaucoup au-dessous des deux tiers,
» si même elle est d'un tiers. On peut même penser qu'après
» la ligature de la carotide et de la troisième portion de la sous-
» clavière, un courant plus actif qu'avant doit passer dans la
» première partie de ce dernier vaisseau pour fournir du sang à la
» vertébrale et aux autres branches qui doivent à ce moment
» se dilater pour recevoir une grande partie du sang destiné au
» bras, au cou et au cerveau ; si bien que la consolidation
» complète de l'anévrysme innominé est impossible dans ces
» circonstances. » Constatant ensuite que la double ligature
entraîne le plus souvent une diminution de volume de la tumeur,
Holmes explique ce dernier phénomème par l'abondance des
voies collatérales.

Dans tout ce raisonnement un fait frappe tout d'abord : si,
après l'oblitération de la carotide primitive et de la troisième
portion de la sous-clavière, un courant plus actif traverse la
première portion de ce dernier vaisseau, il faut naturellement
qu'il y passe une quantité de sang plus considérable. Mais cette
plus grande activité du courant sanguin, résultant d'une
augmentation de l'afflux liquide par rapport aux voies d'écoulement, donnera naissance à une exagération de pression dans
l'innominée. Holmes dit, à la vérité, que les quatre collatérales
nées de la sous-clavière en dedans des scalènes se dilatent. Je le
veux bien. Mais pour que cette dilatation s'opère, il faut en
somme une cause, et cette cause est juste l'exagération même
de pression en amont de l'obstacle. Et puis, si promptement
qu'elle se fasse, cette dilatation n'est jamais après tout que

2

graduelle, elle n'arrive jamais brusquement; la disparition du pouls radial et la cessation des battements de l'artère temporale immédiatement après la double ligature simultanée le montrent bien. Ainsi donc, avec une circulation plus active, conséquence d'une tension sanguine plus grande dans la tumeur anévrysmale, on verrait cette dernière diminuer de volume? La chose est inadmissible.

Ce n'est pas par la dilatation seule des quatre premières branches de la sous-clavière que le phenomène peut se comprendre: il faut en chercher ailleurs l'explication.

Il est plus vraisemblable de penser que cette diminution de l'anévrysme est due à ce que le sang qui passait par la carotide primitive et par la troisième portion de la sous-clavière, au lieu de chercher une issue par les collatérales libres au delà du sac, est refoulé ou plutôt maintenu dans le canal aortique.

A propos de cette dérivation du courant sanguin, Richard Barwell, chirurgien de *Charing Cross Hospital* à Londres, se livre à des considérations anatomiques très originales sur la mnière dont l'innominée, la carotide primitive et la sous-clavière gauches naissent de la crosse aortique.

Barwell remarque d'abord qu'au point où l'innominée et la carotide primitive gauche partent de la partie supérieure, convexe, de la crosse aortique, il n'y a pas d'intervalle entre l'origine de ces deux vaisseaux; en cet endroit, « il n'existe pas, » dit-il, un morceau, un brin (c'est sa propre expression) d'aorte » transverse, mais seulement un angle (éperon de division) une » sorte de septum double en forme de V (1). » La paroi droite de ce septum est formée par la face gauche de l'innominée, et la paroi gauche par la face droite de la carotide primitive gauche. Barwell dit encore : « Si on sépare l'aorte ascendante du reste

---

(1) Richard Barwell, *On Aneurism especially of the thorax and root of the neck*, p. 78. London, 1880.

du vaisseau et qu'on regarde à travers le tube formé par l'aorte transverse, on ne voit pas les orifices de la carotide et de la sous-clavière gauches en raccourci, en forme d'ovale ou de fente, comme cela serait si ces vaisseaux partaient à angle droit, perpendiculairement du tronc aortique. Au contraire, on les aperçoit directement en face, le regard pénètre droit dans la lumière des deux artères, principalement dans celle de la carotide. Ceci résulte du mode d'origine des deux vaisseaux qui ne s'élèvent pas rectangulairement de l'aorte transverse, mais

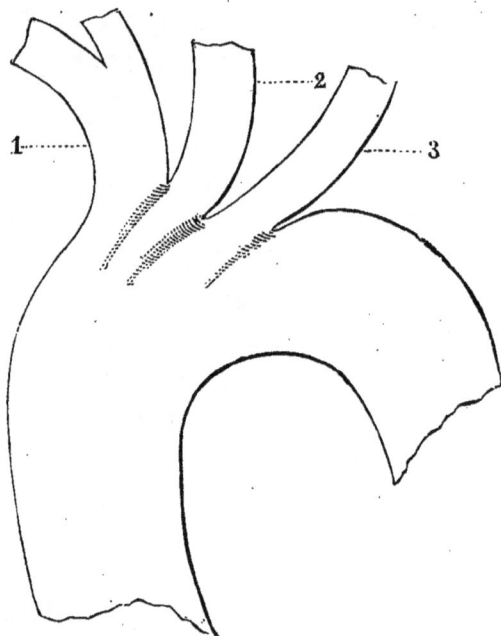

Fig. 1. — Cette figure est tirée de l'opuscule de Barwell, *On aneurism*. Elle représente le mode de naissance des trois troncs sus-aortiques, l'obliquité de leurs racines et les sillons qui de leurs orifices s'étendent sur les parois de l'aorte. — 1. Innominée. — 2. Carotide primitive gauche. — 3. Sous-clavière gauche.

prennent à leur origine une direction très oblique à gauche, pour se détourner ensuite en haut, de telle sorte que le bord éloigné, gauche, de chaque orifice est situé sur un plan infé-

rieur au bord central, droit. La disposition sur l'aorte des pro-
longements des deux sillons résultant d'une part de la réunion
de l'origine de l'innominée et de la carotide primitive gauche,
de l'autre de la réunion de l'origine de cette dernière artère et
de la sous-clavière gauche, est telle que la partie supérieure des
parois aortiques est en ce point partagée en divisions correspondant chacune à l'un de ces vaisseaux. Il s'ensuit donc qu'un
anévrysme siégeant en cet endroit de la partie convexe de
l'aorte, intéressera nécessairement l'innominée ou la carotide
gauche; il n'y a pas entre ces deux artères de place pour un
anévrysme aortique proprement dit ([1]). »

A propos de cette absence d'aorte transverse entre l'origine
de l'innominée et celle de la carotide primitive gauche, nous
avons tenu à nous assurer du fait. Voici ce que nous avons
constaté. En examinant les vaisseaux *en place* on ne voit, en
effet, aucun intervalle entre la naissance du tronc brachio-
céphalique et celle de la carotide gauche; l'aorte est seulement
représentée en ce point par le sommet de l'angle formé par la
convergence des deux vaisseaux.

Si, maintenant, *on détache complètement* des parties environnantes la crosse aortique et les trois troncs artériels qui
en partent, on voit que ces trois troncs, ainsi débarrassés de
toute contention, paraissent séparés les uns des autres par une
portion aortique. Mais, qu'on ouvre alors la crosse de l'aorte
dans le sens de sa longueur et par sa partie inférieure, concave
en bas, de manière à respecter la convexité du vaisseau et à
pouvoir, en le déployant, l'examiner par sa partie interne,
celle qui normalement est en contact avec le sang : on remarque, dans ces conditions, deux éperons sur la convexité de
l'aorte; l'un formé par le bord gauche de l'orifice de l'inno-

---

([1]) R. Barwell, *loc cit.*, p. 79 et 80.

minée et l'autre par le bord gauche de l'orifice carotidien. Du premier éperon, les tuniques artérielles se dirigent *presque horizontalement* à gauche, semblant ainsi continuer l'aorte transverse sur une étendue d'environ 6 millimètres. Mais, en réalité, cette petite portion d'artère appartient à l'origine de la carotide gauche, dont elle constitue la paroi droite. Celle-ci part en effet de l'éperon, et, à sa naissance, présente un évasement en forme de demi-entonnoir qui va se rétrécissant vers la gauche, jusqu'au point où cette paroi, devenant tout à fait parallèle à la paroi carotidienne gauche, née, elle, du second éperon, constitue un vaisseau de calibre régulier.

En d'autres termes, si au niveau du bord gauche de l'orifice de la carotide, nous coupons ce vaisseau par un plan perpendiculaire à son axe, il restera à droite de ce plan 6 millimètres à peu près de tuniques artérielles, ayant une direction qui diffère très peu de celle de la crosse aortique. Mais en somme, c'est graduellement, insensiblement, que cette petite partie d'artère se confond avec la paroi droite du vaisseau carotidien ; le point où le calibre du vaisseau s'établit, n'est marqué à droite par aucun repli des tuniques vasculaires ; l'ondée sanguine trouve de ce côté une surface unie parfaitement lisse.

Une disposition de tous points semblable se présente pour l'origine de la sous-clavière gauche, dont la paroi droite commence au second éperon ; mais ici la portion d'artère qui semble continuer l'aorte transverse est déjà appréciable lorsque les vaisseaux sont en place, et, lorsqu'on les a détachés, on voit qu'elle mesure environ 7 millimètres.

Nous avons examiné cinq sujets différents par l'âge et par le sexe, et sur chacun d'eux nous avons trouvé la disposition que nous indiquons.

Passant ensuite à d'autres considérations, Barwell remarque qu'une concrétion détachée des valvules aortiques passe presque

toujours dans la carotide gauche, quelquefois dans la sous-
clavière gauche, une fois sur vingt-cinq seulement dans la
carotide droite. On a attribué ce fait à ce que l'axe de la
carotide gauche est plus directement que celui de la carotide
droite situé dans l'axe du cœur et de l'aorte ascendante. C'est
tout le contraire.

Pour le prouver, le chirurgien anglais fait pénétrer par
chacune des carotides un stylet qu'il dirige doucement, et
jusqu'à ce qu'il éprouve une résistance, dans la direction du
cœur. Les choses ainsi disposées, si l'on ouvre l'aorte par une
section verticale, on trouve les deux stylets croisés dans l'intérieur de ce vaisseau (fig. II). Le stylet qui a pénétré par la
carotide droite est descendu jusque dans le ventricule en rasant
le bord gauche de l'orifice aortique; tandis que celui qui a été
introduit par la carotide gauche est venu tomber un peu
au-dessus et à droite de ce même orifice.

On doit en conséquence attribuer alors cette tendance des
concrétions à passer par la carotide gauche à la distribution du
courant sanguin dans l'intérieur de l'aorte.

« Par suite de l'incurvation du vaisseau aortique, dit Barwell,
» la partie la plus forte du courant sanguin est portée à travers
» la portion ascendante de l'artère dans la direction de la
» carotide gauche. L'axe du ventricule gauche, en effet, ne se
» continue pas en ligne droite avec celui de la première partie
» de l'aorte; mais si, le faisant partir de la pointe du cœur, on
» le prolonge à travers le centre de l'orifice aortique, il tombe
» à peu près sur le sinus externe de Valsalva (partie externe
» du sinus de l'aorte immédiatement situé au-dessus des
» valvules sigmoïdes); la concavité de ce sinus paraît bien
» disposée pour dévier le courant sanguin dans la direction de
» la carotide gauche. En conséquence, dans sa course, le sang
» passerait, en suivant une ligne oblique, du côté droit de

» l'aorte vers l'orifice carotidien gauche. Il est possible que la
» direction prise par le flot de sang le plus fort soit en rela-

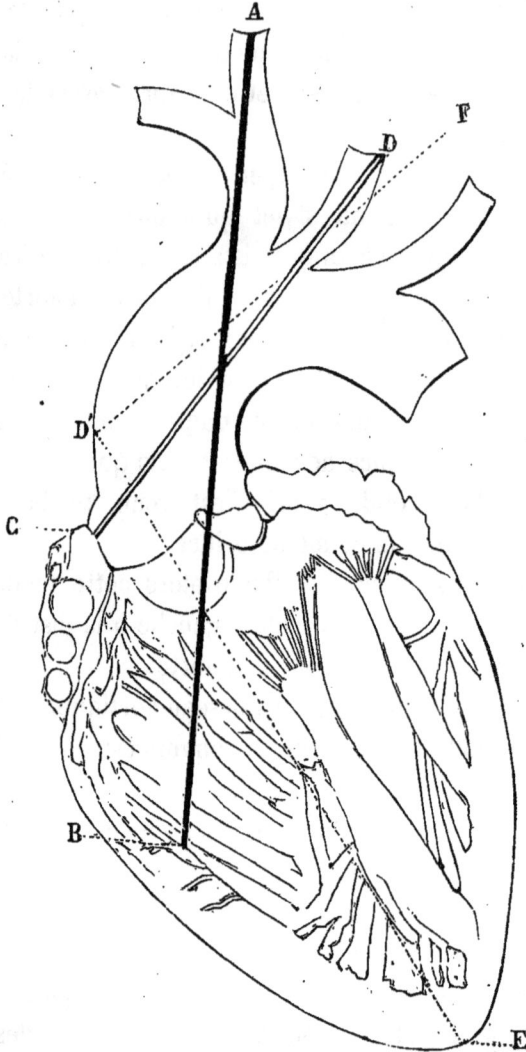

F**IG**. II. — Cette figure, empruntée à Barwell, montre les axes du cœur, de l'aorte et des carotides. —
Les deux lignes pleines A B et C D montrent les axes des deux carotides primitives. J'ai ajouté les
deux lignes pointillées dont la première D′ E indique l'axe du ventricule gauche et la direction de
l'ondée sanguine au sortir de ce ventricule ; la seconde D′ F montre la direction que prend la colonne
sanguine après sa réflexion sur le grand sinus de l'aorte et non sur le sinus externe de Valsalva,
comme le dit Barwell (¹).

(1) Par suite d'une erreur de la gravure le point D′ se trouve un peu bas ; il doit être reporté au centre de cour
bure du sinus aortique.

» tion directe avec la prédominance de l'hémisphère cérébral
» gauche et du côté droit du corps (¹). »

Au sujet de cette dernière remarque, je dois dire ici que
M. le Dʳ de Fleury, professeur de thérapeutique à la Faculté de
Bordeaux, signalant le fonctionnement plus actif de l'hémisphère cérébral gauche, rattachait ce fait à une irrigation plus
considérable de cette partie de l'encéphale, et, au sujet de cette
irrigation, il a parlé du mode d'origine des gros troncs sus-
aortiques. Voici d'ailleurs ce qu'il en dit : « Chacun des tubes
» qui s'élèvent sur la convexité de la crosse aortique, au lieu
» de naître perpendiculairement à l'axe du courant sanguin qui
» parcourt cette crosse, affecte des directions heureusement
» combinées par la nature pour égaliser les aptitudes de
» préhension des orifices, soit du tronc brachio-céphalique, soit
» de la carotide primitive gauche, soit même de la sous-clavière
» du même côté. Le plus large, celui dont la lumière se pré-
» sente la première à l'ondée artérielle, c'est-à-dire le tronc
» brachio-céphalique, primerait évidemment les deux autres
» pour s'emplir de liquide, si la direction du tube s'y prêtait.
» Mais précisément, tandis que le courant sanguin de l'arc
» aortique est chassé de droite à gauche, le tronc brachio-
» céphalique s'élève, lui, en se dirigeant sensiblement de gauche
» à droite. De là, nécessairement, un choc et un remous du sang ;
» celui-ci trouve, dans la continuation du trajet de la crosse qui
» va s'inclinant du haut en bas et d'avant en arrière, une voie
» pour le moins aussi facile (²). »

M. le Prof. de Fleury continue ensuite en faisant observer
que la carotide primitive et la sous-clavière gauches ont une

---

(¹) R. Barwell, *loc. cit.*, p. 83.
(²) Armand de Fleury, *Du Dynamisme comparé des hémisphères cérébraux chez
l'homme*, p. 32 et 33. Paris, 1873. — Voir aussi *Rapport de Broca* in *Bulletin de
l'Académie de Médecine*, p. 508, année 1877.

direction qui se continue à peu près avec celle de l'ondée sanguine dans la crosse aortique.

Ces intéressantes remarques du professeur de Bordeaux ont été publiées bien avant l'opuscule de Barwell, puisque le mémoire de M. de Fleury date de 1873.

Si je me suis attaché à rapporter avec longs détails les vues de Barwell sur la marche du courant sanguin dans l'intérieur du calibre de l'aorte, c'est qu'elles me paraissent renfermer la véritable explication du mode d'action de la double ligature.

Après ce qu'on vient de lire en effet, on comprendra aisément cette déviation du courant sanguin que je regarde comme absolument nécessaire, tout à fait indispensable, pour favoriser le dépôt de caillots solides, résistants, dans l'intérieur de la tumeur anévrysmale, caillots qui, amenant l'oblitération de la poche, pourront entraîner la guérison de la lésion.

Examinons maintenant l'influence des dispositions anatomiques exposées ci-dessus sur la colonne sanguine de l'aorte.

Le sang, qui dans la crosse aortique circule de droite à gauche, trouve deux vaisseaux qui à leur origine ont à peu près la même direction : la carotide et la sous-clavière gauches, mais surtout la carotide. Il pénètrera donc sans effort, avec la plus grande facilité, dans ces deux canaux, puisqu'ils lui permettent de continuer le sens de sa course. Bien au contraire, l'artère innominée, à son origine, faisant avec la crosse aortique un angle qui se rapproche de l'angle droit, et cela bien plus que ne l'a indiqué Barwell, contrarie la marche du courant sanguin dans sa direction de droite à gauche, pour le ramener de gauche à droite. Ainsi donc la colonne sanguine qui s'engage dans l'innominée, obligée de changer le sens de sa course, perd une grande quantité de sa force qu'elle dépense tout juste pour effectuer la déviation de direction qu'elle subit. Il s'ensuit naturellement que dans le tronc brachio-céphalique cette colonne de sang doit avoir une tension relativement faible.

Si alors, dans ces conditions, on vient à fermer les deux principales voies d'écoulement de l'artère innominée, la carotide droite et la troisième portion de la sous-clavière droite, on peut penser avec raison que la masse sanguine qui s'écoulait par ces deux canaux ne passera pas par les orifices de la vertébrale, de la thyroïdienne inférieure, de la mammaire interne et de l'intercostale supérieure restées libres au delà du sac. Ceci d'ailleurs est d'autant plus vraisemblable que ces quatre artères ont déjà à satisfaire à leur débit ordinaire, et que, fragmentant la colonne sanguine qui se trouve dans l'artère sous-clavière, il faudrait, pour qu'elles fussent susceptibles de donner issue à une quantité de sang trois fois plus considérable, qu'il existât dans l'innominée une exagération de pression qui précisément ne peut s'y trouver.

Du reste cette proposition : *Faible tension du sang dans le tronc brachio-céphalique, et déviation ou mieux maintien dans le canal aortique, par l'effet de la double ligature, des deux tiers de la masse sanguine qui traversait l'innominée,* est mise hors de contestation par les faits cliniques qui viennent ici apporter la meilleure et la plus probante sanction. Je veux parler de la diminution de volume de la tumeur et de l'affaiblissement de ses battements après l'opération. Ces deux phénomènes se sont produits d'une manière à peu près constante dans tous les cas, même dans ceux qui ont été le plus rapidement malheureux.

En outre, que par suite de l'oblitération de la carotide primitive droite et de la troisième portion de la sous-clavière du même côté, les deux tiers du sang qui traversait l'innominée passent maintenant dans l'aorte, il en résultera nécessairement dans ce dernier vaisseau, au delà de l'origine du tronc brachio-céphalique, une exagération de pression. Ceci est forcé.

En effet, avant l'opération l'aorte donnait déjà passage à une certaine quantité de sang à une pression donnée; si après la double ligature une nouvelle quantité de liquide vient s'ajouter à la première, le calibre du canal aortique étant le même, la pression de la masse sanguine qui le traverse devra nécessairement augmenter.

Encore ici la clinique vient donner la confirmation du fait.

Dans le cas de Maunder (voy. Obs. IV), il s'agissait d'un anévrysme de l'aorte; la tumeur après l'opération présenta des battements plus forts et l'accroissement de leur intensité fut continu pendant les cinq jours que vécut le malade. A l'autopsie on vit qu'il s'agissait bien en effet d'un anévrysme aortique, mais la tumeur *siégeait sur l'aorte au delà, à gauche de la naissance de l'innominée.*

Dans un autre cas qui appartient à Richard Barwell (voy. Obs. XXI), la tumeur anévrysmale siégeait sur le côté droit de la poitrine; la double ligature produisit le plus heureux résultat, si bien que Barwell considère ce fait comme un cas de guérison complète. Cependant, un mois et demi après l'opération, on vit apparaître une petite tumeur animée de battements un peu à gauche du sternum; elle tenait à une dilatation de l'aorte en ce point.

Ces deux faits, en démontrant de la manière la plus formelle l'exagération de pression qui se produit dans l'aorte à gauche de la naissance de l'innominée sous l'influence de la double ligature, fournissent des indications précises sur la mise en usage de cette intervention chirurgicale dans les cas d'anévrysmes aortiques.

On comprend en effet, d'après la manière dont nous avons interprété le mode d'action de la double ligature, que cette méthode pourra offrir des avantages dans tous les cas d'anévrysmes de l'innominée, que la lésion siège à la naissance ou à la terminaison du vaisseau, ou même qu'elle l'intéresse dans toute sa longueur. Mais on ne pourra pas l'appliquer dans tous les cas d'anévrysmes de l'aorte, ici le siège de la tumeur doit être pris en sérieuse considération, et l'emploi de la double ligature devra être limité aux seuls cas dans lesquels la lésion portera sur la partie de l'aorte qui se trouve en avant, à droite de l'origine de l'innominée. Toutes les fois au contraire que la tumeur anévrysmale siègera sur le tronc aortique au delà, à gauche de la naissance du tronc brachio-céphalique, la ligature des deux artères carotide primitive et sous-clavière droites, loin d'améliorer la lésion, sera pour elle une puissante cause d'aggravation.

CHAPITRE III

APPRÉCIATION DE LA DOUBLE LIGATURE

La ligature de la carotide primitive droite et celle de la troisième portion de la sous-clavière du même côté est certainement une opération sérieuse et qui n'est pas toujours à l'abri de dangers. C'est pour cette raison sans doute que ce procédé, présenté comme moyen thérapeutique dans le traitement des anévrysmes intra-thoraciques, a été mis peu en usage jusqu'à ces derniers temps, et cela d'autant que la galvano-puncture fournit dans les mêmes cas une proportion de succès supérieure. Aussi, avant d'entrer dans la critique de la méthode, je vais rapporter ici tous les cas de son application que j'ai pu recueillir, et c'est de leur analyse que je me propose de tirer les éléments d'appréciation de la double ligature.

Dans les trente-huit observations que je vais citer, la sous-clavière a toujours été liée dans sa troisième portion, *en dehors des scalènes,* sauf le cas de Hobart (voy. Obs. I), dans lequel la ligature fut placée entre l'origine de la vertébrale et l'innominée.

Le fait de Rossi est considéré à tort par quelques auteurs, et par MM. Barwell et Le Fort, notamment, comme un cas où lasous-clavière fut liée dans sa première portion. Mais en se reportant à la *Gazette médicale* de 1844, où le fait est relaté, on lit très bien à la page 58 de ce journal que la sous-clavière fut liée en dehors du *muscle scalène.*

Dans les trente et une premières observations qu'on va lire, la double ligature a été faite simultanément; dans les sept dernières, il s'est écoulé un intervalle variant de vingt jours à deux ans entre les deux ligatures.

(Dans tout ce qui suit, c'est toujours de la ligature de la carotide primitive droite et de celle de la sous-clavière du même côté qu'il s'agit.)

J'ai intentionnellement séparé les faits de ligature simultanée de ceux où les artères furent liées successivement; ceux-ci étant bien moins nombreux que les premiers, j'essaierai d'en montrer la raison.

Observation I

(Hobart. *Anévrysme de l'Aorte,* 1839.)

La malade était une femme de vingt-cinq ans. La carotide fut liée un pouce au-dessus de son origine; la ligature de la sous-clavière fut placée entre l'origine de la vertébrale et l'innominée. Le 14e jour, la ligature de la sous-clavière tomba; les battements dans la tumeur avaient tout à fait disparu. Le 16e jour, dans un accès de colère, la malade lança des livres et un oreiller contre l'infirmière, et pendant qu'elle faisait ces efforts, il se déclara une hémorrhagie fatale par la carotide.

A l'*autopsie* on trouva un anévrysme pyriforme de l'arc aortique, à gauche de l'innominée. Le sac était rempli d'un coagulum solide, la sous-clavière était entièrement oblitérée, la carotide ouverte, etc.

Observation II

(Rossi. *Anévrysme de l'Innominée,* 1844.)

La mort, survenue le 6e jour, fut attribuée à l'anémie cérébrale.

A l'*autopsie* on trouva en effet la carotide gauche et la vertébrale droite oblitérées, de sorte que pendant six jours le cerveau n'avait reçu de sang que par la vertébrale gauche.

Observation III

(Christopher Heath. *Anévrysme de l'Aorte*, 1865.)

Julia W., trente ans, présentait des symptômes d'anévrysme depuis quatre ans. Le 14 novembre 1865, elle portait une tumeur pulsatile au bord supérieur de la clavicule droite soulevant cet os et remplissant le creux épisternal; le pouls radial droit était plus faible que le gauche; déglutition difficile. La malade ne pouvait rester couchée par suite de la dyspnée. Le 21 novembre, ligature simultanée de la carotide au dessus de l'omo-hyoïdien et de la troisième portion de la sous-clavière. La tumeur diminua alors graduellement de volume, et l'on put voir qu'il y avait une perforation de la partie supérieure du sternum. En mars la tumeur avait beaucoup diminué de volume et ses battements avaient bien perdu d'intensité. Le 15 mai la tumeur doubla de grosseur, il s'ensuivit une dyspnée considérable. Au 8 novembre le volume de la tumeur était bien réduit, ses battements faibles, point de bruit; la malade pouvait rester couchée; elle mourut le 8 décembre 1869, par rupture externe du sac, *quatre ans dix-sept jours* après l'opération.

Autopsie. L'innominée était dilatée à son embouchure dans l'aorte; l'anévrysme occupait l'arc aortique dans sa portion ascendante et intéressait la paroi gauche du vaisseau. La paroi droite du sac était garnie d'un dépôt de fibrine stratifiée épais d'un tiers de pouce. La portion supérieure attachée au sternum ne contenait qu'un caillot flottant. La carotide et la sous-clavière étaient oblitérées.

Observation IV

(C.-F. Maunder. *Anévrysme de l'Aorte*, 1867.)

John M., trente-sept ans. Pendant deux mois, repos absolu au lit. (Opium, digitale, bromure de potassium.) Opération 18 septembre; sous-clavière liée avant carotide; pansement phéniqué. Après la ligature, les vieilles douleurs existant depuis un an déjà dans l'épaule droite, la tête et le cou, disparurent. Le lendemain, violents battements dans la tumeur amendés par une saignée. Le 22, battements très forts, agitation, perte de connaissance; mort le 23 par suite de l'occlusion de l'aorte ascendante par un caillot (?).

Autopsie. L'anévrysme siégeait sur l'aorte transverse *à gauche de l'origine de l'innominée.* Le sac contenait très peu de fibrine stratifiée, mais était complètement rempli par un caillot noir qui se continuait avec un autre caillot remplissant entièrement l'aorte. Il existait un coagulum seulement dans le bout central de la carotide, tandis qu'on en trouvait des deux côtés de la ligature dans la sous-clavière.

OBSERVATION V

(R.-M. Hodges. *Large dilatation fusiforme de l'Innominée et de l'Aorte prise pour un anévrysme vrai,* 1868.)

Homme de cinquante-cinq ans, portant une tumeur pulsatile s'étendant de l'extrémité interne du sterno-mastoïdien gauche au bord externe du sterno-mastoïdien droit. Toux constante. Opération 11 avril. Le soulagement de la toux fut presque immédiat et dura trois jours. Le 16, la tumeur parut diminuer, et ses parois semblaient plus épaisses au toucher. Le 22, légère hémorrhagie par la jugulaire interne que l'on est obligé de lier. Mort au 11e jour par épuisement dû au manque de sommeil et à la toux.

Autopsie. Dilatation de l'aorte et de l'innominée; cette dernière artère avait triplé de volume. Pas de détails sur l'état des artères liées.

OBSERVATION VI

(H.-B. Sands. *Anévrysme de l'Aorte,* 1868.)

Henriette B., quarante-trois ans. Tumeur s'élevant de deux pouces au dessus de la clavicule, dépassant à gauche la ligne médiane et atteignant l'extrémité claviculaire du sterno-mastoïdien droit. Toux, dysphagie, dyspnée. Opération 16 juillet. Le 19, ouverture de la plaie faite pour lier la sous-clavière afin de donner issue au pus. Toux et dyspnée très améliorées. Ligature de la carotide tombe le 19e jour, celle de la sous-clavière le 23e. Hémorrhagie par la carotide le 42e jour, elle se reproduit le 48e; compression. *Après l'opération la tumeur diminua et ses battements cessèrent manifestement.* Le contenu de la poche devint plus dur. Cette amélioration persiste un an. Le 5 juillet 1869 la malade s'acquittait de quelques petits travaux dans les salles. Le 20, la tumeur commença à s'accroître; en août ses battements se transmettaient à la clavicule, et peu de temps après, la malade, devenue subitement très mal, mourut en quelques minutes.

Autopsie. L'anévrysme siégeait sur l'aorte juste au devant de l'innominée. Sac presque entièrement rempli de fibrine coagulée. Innominée perméable, sous-clavière également jusqu'au point lié; carotide oblitérée.

OBSERVATION VII

(James Lane. *Anévrysme de l'Innominée et de l'Aorte*, 1871.)

Jane W , quarante ans. Tumeur pulsatile de la grosseur d'un œuf de poule, siégeant à la partie inférieure du cou et du côté droit. Toux, dyspnée, déglutition difficile. Les ligatures furent faites avec du fil de soie. Au bout de trois jours le sac était manifestement moins proéminent et ses battements moins violents. Au 46e jour la malade quitta l'hôpital; ensuite le sac augmenta de volume et se rompit à l'extérieur. Pas d'autopsie.

OBSERVATION VIII

(T. Holmes. *Anévrysme de l'Innominée intéressant l'Aorte sur une petite étendue*, 1871.)

M., cinquante ans. Tumeur située derrière la poignée du sternum et dépassant l'articulation sterno-claviculaire. Pendant cinq mois repos et diète sans amélioration; ensuite injections d'ergotine dans les tissus environnants, froid, compression. Le 16 novembre, double ligature faite sous le spray phéniqué. D'abord légère diminution des battements, mais ils reparaissent bientôt aussi forts qu'avant. Vers fin décembre, le sac augmentant rapidement et menaçant de se rompre, galvano-puncture. Amélioration légère, mais très passagère. Le 8 janvier, voyant la peau qui recouvrait le sac molle et bleuâtre, Holmes l'ouvrit au bistouri. Deux jours après, mort par œdème et épuisement.

Autopsie. Sac presque rempli de caillots adhérents, mais non stratifiés; il intéressait toute l'innominée et s'ouvrait par un large orifice dans l'aorte. Les artères liées étaient oblitérées et leur continuité conservée.

3

OBSERVATION IX

(Durham. *Anévrysme de l'Innominée, ?*)

Tumeur volumineuse s'étendant si haut dans le cou que la carotide ne put être liée qu'à la partie supérieure du cartilage thyroïde. La ligature de la sous-clavière faite la première amena une diminution dans la force et l'amplitude des battements; celle de la carotide ne produisit pas de nouveau changement. Le malade mourut du choc le 6ᵉ jour. Pendant ce peu de temps l'anévrysme parut diminuer et durcir.

OBSERVATION X

(Mac-Carthy. *Anévrysme de l'Innominée*, 1872.)

Maunder qui cite le fait, ne parle que du rétablissement rapide de la circulation dans le bras. Le malade mourut le 15ᵉ jour par hémorrhagie venant du bout central de la sous-clavière. D'après G.-Y. Heath, la ligature avait été faite avec le catgut.

OBSERVATION XI

(F. Ensor. *Anévrysme de l'Innominée*, 1874.)

William S., cinquante ans, buveur et présentant l'arc sénile. La tumeur faisait saillie au-dessus du sternum et comprimait les veines du cou. Opération 8 septembre. Le 9, battements moins marqués et diminution des douleurs; cette amélioration dura huit jours. La ligature de la sous-clavière tomba le 1ᵉʳ octobre, celle de la carotide le 6. Le 18, la tumeur s'était beaucoup accrue; contraction de la pupille droite. Le 20, compression de l'œsophage et du larynx. Dix jours après, dans une crise de toux, il se fait une legère hémorrhagie par la carotide. Le 9 novembre, ulcération de la cornée. Le lendemain retour de l'hémorrhagie. Mort le 66ᵉ jour dans le coma.

Autopsie. L'innominée formait une tumeur demi-solide du volume d'une orange. L'anévrysme s'était rompu juste au-dessous de la ligature de la carotide. La sous-clavière était oblitérée.

Observation XII

(S. Fleet Spier. *Anévrysme de l'Aorte*, 1874.)

J. B..., trente et un ans, tumeur pulsatile à la racine du cou. Le 4 août oblitération de la carotide primitive à l'aide du constricteur de Spier. Le lendemain, diminution de volume de la tumeur, battements plus faibles, expansion moindre. Le 6, ligature de la sous-clavière. Le 8, la tumeur a diminué de moitié. Le 13, elle augmente de nouveau ainsi que ses battements. Le 1er septembre, forte hémorrhagie; elle se reproduit sept jours de suite. Le 11, dyspnée et mort par rupture du sac.

Autopsie. L'anévrysme partant du sommet de l'arc aortique s'étend jusqu'au cartilage thyroïde. Sac entièrement rempli de caillots. L'innominée n'était pas intéressée. On trouve des caillots dans la carotide de chaque côté du point comprimé. La tunique externe était intacte, les tuniques internes étaient divisées et invaginées.

Observation XIII

(Robert F. Weir. *Anévrysme de l'Innominée*, 1876.)

Richard P..., quarante-cinq ans. Tumeur située du côté droit, s'élevant d'un pouce au-dessus de la clavicule et s'étendant à droite d'un demi-pouce au delà de l'articulation sterno-claviculaire; elle présente des battements violents; trachée repoussée à gauche. Pouls carotidien et radial droits faibles; paralysie de la corde vocale droite. Violents accès de toux et de dyspnée nécessitant la trachéotomie le 18 juin. Suffocation imminente et double ligature le 22 juin avec le catgut phéniqué. En deux heures le pouls reparaît dans la temporale et au bout de six heures dans la radiale; grande amélioration de la dyspnée. Le 4 juillet, engourdissement du bras droit; la plaie sous-claviculaire s'entr'ouvre, toux et dyspnée. Le 7, l'anévrysme s'ouvre dans la trachée et le malade meurt en cinq minutes.

Autopsie. Anévrysme de l'innominée et dilatation des parties ascendantes et transverses de l'arc aortique; caillots résistants des deux côtés de chacune des deux ligatures. Sac aux trois quarts rempli de caillots solides; seul le quart postérieur et inférieur était vide.

Observation XIV

(J. Elliot. Anévrysme de l'Innominée, 1876.)

Stanley L., quarante et un ans. Tumeur pulsatile siégeant au niveau de l'articulation sterno-claviculaire traitée pendant quelque temps par le repos, le bromure et l'iodure de potassium. Double ligature faite le 15 octobre à cause de son développement rapide et des symptômes alarmants qui en résultaient. Le lendemain, toux, application de glace sur la tumeur toutes les cinq minutes, diminution des battements. Le 20, tumeur plus dure, battements plus faibles. Le 31, pendant les efforts que fit le malade étant aux water-closet, le sac se rompit et il s'écoula dix onces de sang. Déjà depuis dix jours une tache blanche s'était montrée sur la tumeur et le 25 la tumeur avait commencé à s'ulcérer. Le 2 novembre, la tumeur ayant durci, le malade quitta l'hôpital sur une civière. Le 3, la ligature de la sous-clavière tomba. Après plusieurs hémorrhagies, le malade succomba le 9 novembre.

Autopsie. La portion transverse de l'arc aortique était athéromateuse et ses tuniques très amincies. L'anévrysme qui avait pour siège l'innominée intéressait aussi la carotide gauche. Le sac était oblitéré par des caillots concentriques de fibrine stratifiée s'étendant dans les vaisseaux liés.

Observation XV

(Kelburne King. Anévrysme de l'Innominée, 1876.)

Édouard C., trente-sept ans. Tumeur pulsatile remontant au-dessus de l'articulation sterno-claviculaire droite; pouls radial droit normal; gauche plus faible. Le 9 décembre, double ligature avec le catgut phéniqué; grande amélioration des accidents, la tumeur devint bientôt plus dure, ses battements plus faibles et plus circonscrits. Le malade se trouvant mieux quitta l'hôpital le 24 février 1877, s'enivra pendant trois jours et rentra de nouveau en mauvais état; la tumeur avait grossi et était devenue rouge. Le 27 mars, un abcès s'ouvrit à la partie inférieure de la plaie carotidienne, il s'ensuivit une hémorrhagie qui se reproduisit fréquemment. Le malade mourut le 30 mars par suite de la rupture d'un diverticulum de l'anévrysme.

Autopsie. Anévrysme de l'innominée rempli de caillots fibrineux solides qui remontaient dans la carotide et la sous-clavière jusqu'aux ligatures. Il existait aussi un large anévrysme thoracique s'étendant jusqu'au voisinage de la neuvième vertèbre dorsale. Le diverticulum qui s'était ouvert dans l'abcès et par où s'était faite l'hémorrhagie, partait de l'origine de l'innominée.

OBSERVATION XVI

(J.-L. Little. *Anévrysme de l'Innominée*, 1877.)

A. M., quarante-six ans. Tumeur pulsatile remontant au-dessus et s'étendant un pouce et demi à droite de l'articulation sterno-claviculaire droite; enrouement, paralysie de la corde vocale droite, déplacement de la trachée à gauche. Opération 4 mai, sous-clavière liée la première; emploi du catgut phéniqué; syncope quand on lie la carotide. Le 4 juillet le malade quitte l'hôpital, la tumeur a diminué de volume, mais ses battements sont très distincts. Le malade revint de nouveau le 24 juillet, ayant été frappé deux jours avant d'hémiplégie gauche, qui se dissipe lentement. En octobre 1878, la tumeur avait complètement disparu; on ne trouvait qu'une petite masse pulsatile en pressant derrière l'articulation sterno-claviculaire. Le malade mourut d'une pleurésie en septembre 1880, *trois ans et quatre mois après l'opération.*

Autopsie. L'anévrysme siégeait sur l'innominée et intéressait la carotide et la sous-clavière. Le sac était rempli de fibrine stratifiée et était très dur au toucher; il n'y avait de libre qu'un petit canal conduisant dans la sous-clavière. La carotide était oblitérée; la sous-clavière l'était également au point lié, mais sa première partie était perméable.

OBSERVATION XVII

(R. Barwell. *Anévrysme de l'Aorte et de l'Innominée, intéressant aussi les origines de la Carotide et de la Sous-Clavière,* 1877.)

Robert W., quarante-cinq ans. La tumeur atteignait la hauteur du cartilage cricoïde, et ses battements étaient encore perçus au bord inférieur de la seconde côte. La diète, la digitale et des sacs de glace appliqués sur la tumeur ne donnèrent aucun résultat. Comme l'anévrysme augmentait, la double ligature au catgut fut pratiquée le

14 août, sous le spray phéniqué, la carotide étant liée juste au-dessous de sa bifurcation. Les liens furent légèrement serrés, tout juste assez pour arrêter les pulsations. La tumeur diminua de volume et ses battements s'affaiblirent graduellement et d'une manière constante. Le 1er octobre elle avait disparu; on ne trouvait plus, en pressant derrière le sterno-mastoïdien, qu'une masse non pulsatile. Le malade quitta l'hôpital le 14 novembre, rentra de nouveau le 20 atteint de broncho-pneumonie. Il sortit encore par un coup de tête le 22 et mourut deux jours après de sa broncho-pneumonie.

Autopsie. Lésions de la pneumonie et de la bronchite généralisées. L'anévrysme, partant du point où s'unissent la première et la seconde partie de l'arc aortique, intéressait la partie antérieure de l'innominée et les origines de la carotide et de la sous-clavière droites; il était entièrement rempli de caillots fibrineux stratifiés; une petite cavité centrale communiquant avec l'aorte persistait seule. L'innominée, la carotide et la sous-clavière étaient oblitérées.

A propos de ce cas, Barwell dit, dans son opuscule *On Aneurism*, page 66 : « Au 1er octobre, un mois et demi après l'opération, on ne sentait pas de pouls radial, brachial ou axillaire, bien que le membre fût chaud et sa nutrition normale. Parfois on percevait une faible pulsation dans l'artère temporale. »

OBSERVATION XVIII

(R. Barwell. *Anévrysme de l'Aorte et de l'Innominée*, 1877.)

Laure G., trente-sept ans. Tumeur pulsatile à large base et à sommet arrondi, siégeant à la poitrine entre le second cartilage costal et le creux épisternal ; transversalement, elle mesure près de deux pouces et sa limite interne dépasse d'un tiers de pouce à gauche le bord droit du sternum. Malgré la diète et le repos, la tumeur s'accroissait ; la ligature avec le catgut fut faite avec toutes les précautions antiseptiques le 6 décembre. Vers le 30, la tumeur et ses battements avaient diminué. Au 10 janvier, menstrues et accroissement des battements dans la tumeur. Ce phénomène, d'ailleurs, se produisit depuis à chaque époque menstruelle. Le 20 mai, les battements avaient presque entièrement disparu. Le 26 août, la malade quitta l'hôpital, on ne voyait alors nulle tumeur au point où avait siégé l'anévrysme. En février 1879 la malade se maria, et elle mourut d'une bronchite en juin la même année.

Autopsie. L'anévrysme intéressait la partie antérieure de l'aorte ascendante près de l'innominée, et la racine de cette dernière artère. Il était entièrement comblé par des caillots résistants, la carotide était oblitérée; la sous-clavière était perméable dans toute la longueur où elle fut découverte.

OBSERVATION XIX

(R. Barwell. *Anévrysme de l'Aorte et de l'Innominée*, 1877.)

Homme de quarante-huit ans. Double ligature le 6 décembre, mort trente heures après. « La portion thoracique de l'anévrysme était si volumineuse et la gêne respiratoire si considérable que le malade ne put revenir de l'anesthésie. » Dans ce cas l'aorte était intéressée sur une grande étendue.

OBSERVATION XX

(R. Barwell. *Anévrysme de l'Innominée*, 1879.)

Catherine H., vingt-sept ans. Tumeur pulsatile entre le chef sternal et le chef claviculaire du sterno-mastoïdien droit. Double ligature le 19 janvier. Amélioration constante et diminution du volume de la tumeur; aux époques menstruelles seulement, l'anévrysme grossit et ses battements augmentent de violence. En novembre, la malade était tout à fait bien, elle n'éprouvait pas de dyspnée et ne toussait pas; l'anévrysme ne se percevait plus alors que derrière le sterno-mastoïdien droit. En avril il avait encore un volume plus petit. La malade sortit le 22 juillet, se trouvant tout à fait bien; au 5 novembre, la guérison persistait toujours.

OBSERVATION XXI

(R. Barwell. *Anévrysme de l'Aorte*, 1879.)

John S..., trente-six ans. Violents battements et submatité dans la partie supérieure de la région thoracique droite; compression de la bronche droite; pas de différence au sphygmographe entre les deux pouls radiaux. Comme en dépit du traitement médical l'anévrysme augmentait toujours de volume, double ligature le 15 février. L'opération réussit fort bien; la compression bronchique fut considérablement diminuée et l'état du malade resta satisfaisant jusqu'au 28 mars. A cette époque, il fut tracassé par des chagrins domestiques. Un ou deux jours après, un peu à gauche du sternum, on nota quelques battements qui augmentèrent jusqu'au 15 avril, pour diminuer ensuite peu à peu. Le 2 juin, le malade quitta l'hôpital en très bon état.

A cette époque Barwell dit : « L'anévrysme pour lequel j'avais fait la double ligature est guéri, à en juger par la disparition des symptômes qu'il provoquait; l'aorte toutefois s'est légèrement dilatée au delà vers la gauche. » Le malade, qui avait mené une vie déréglée et qui était d'un tempérament faible, mourut d'épuisement en mai 1880.

Dans des notes de Barwell rapportées par Wyeth dans son article de l'*American Journal,* 1881, pages 160-161, on lit : « L'anévrysme était entièrement rempli de caillots solides stratifiés; il avait évidemment bien diminué de volume et avait été certainement plus gros à l'époque de l'opération. La double ligature donna donc au malade *quinze mois de vie,* et s'il avait été moins faible, elle l'aurait sûrement guéri. La ligature plate avait été employée; celle de la carotide n'avait pas été suffisamment serrée; au point où elle avait porté on voyait une cannelure formée de fort tissu fibreux semblable à une aponévrose ou à un tendon; elle paraissait plus dure en un point, probablement à la place du nœud. Sur la sous-clavière la constriction est plus marquée et entourée de tissu condensé. En cet endroit le vaisseau, de la grosseur d'une plume de corbeau, est rempli, sur une longueur d'un tiers de pouce environ, dans le bout périphérique et un peu plus dans le bout central, d'un caillot dur, sec, mais encore coloré. Toutes les tuniques des deux vaisseaux étaient intactes. La circulation collatérale était établie. »

La dilatation aortique qui, après la double ligature, s'était montrée sur le côté gauche de la poitrine au delà de l'anévrysme, est considérée par Barwell comme une tumeur nouvelle, non comme une expansion de la tumeur primitive.

OBSERVATION XXII

(J. Ransohoff. *Anévrysme de l'Innominée et de l'Aorte*, 1879.)

Franck M..., quarante-huit ans. Tumeur pulsatile au niveau de l'articulation sterno-claviculaire droite causant de l'enrouement, des accès de toux et de dyspnée. Le 20 décembre 1878, paralysie de la corde vocale droite. Pendant une semaine, injections hypodermiques d'ergotine et sacs de glace appliqués constamment sur la tumeur pendant deux jours. Le 2 janvier 1879, opération; emploi de fils de soie phéniqués. En trois heures, le pouls reparut dans la temporale. Les battements de la tumeur diminuèrent de force et devinrent plus circonscrits, mais la dyspnée augmenta. Le septième jour, mort par asphyxie.

Autopsie. On trouva les incisions en partie réunies par première intention. Les deux vaisseaux liés étaient remplis par un coagulum solide. L'arc aortique était athéromateux; on y voyait des plaques d'ossification, et il présentait une dilatation fusiforme. L'anévrysme intéressait la partie antérieure de l'aorte; il était rempli par un caillot de fibrine stratifiée, sauf à la partie centrale où existait un coagulum récent.

OBSERVATION XXIII

(L.-A. Stimson. *Anévrysme de l'Innominée*, 1880.)

Patrick J., trente-quatre ans. Tumeur pulsatile s'élevant d'un pouce et demi au-dessus de la clavicule et s'étendant à trois pouces vers la droite. Opération le 22 janvier, emploi du catgut phéniqué; pansement antiseptique. Soulagement immédiat de la douleur; celle-ci reparut pendant dix jours, et disparut alors complètement. Pendant les trois premières semaines la tumeur ne subit aucun changement, mais ensuite son volume diminua graduellement. Au 20 mai on pouvait encore la trouver derrière la clavicule.

Observation XXIV

(H.-A. Lediard. *Anévrysme de l'arc aortique*, 1880)

Georges A., quarante-deux ans. Tumeur pulsatile de la grosseur d'une tasse à thé, allant du premier espace intercostal droit à la poignée du sternum. Toux rauque, douleur dans l'épaule droite et le même côté du cou. Insuffisance aortique ; pointe du cœur abaissée et déviée à gauche. Spasme laryngé et mort imminente par asphyxie. Le 26 mars opération ; emploi des ligatures plates de Barwell. Le lendemain, le pouls n'avait pas reparu dans la temporale et la radiale. Le 1er avril, la peau qui recouvre l'anévrysme est moins tendue. Vers le 21, le pouls reparut dans la radiale et la temporale ; la matité anévrysmale était moins tendue. Les symptômes laryngés ont disparu. Le 26 avril, l'anévrysme est plus dur au toucher. Le 27 et le 29 mai, violente crise de dyspnée. Ensuite, pendant quatre mois, le malade jouit d'une bonne santé ; il éprouvait seulement parfois des palpitations. En novembre, douleurs au-dessous de l'épaule ; le soulèvement de la partie supérieure de la partie thoracique, qui était devenu presque imperceptible, est maintenant marqué. Forts battements dans le premier espace intercostal droit. Une nuit le malade a eu de nouveau une courte crise de dyspnée, mais de peu d'importance. Huit mois après l'opération, le malade était encore en observation ; sa santé d'ailleurs était bonne.

Observation XXV

(J.-A. Wyeth. *Anévrysme de l'arc aortique*, 1880.)

Marie W., quarante-deux ans. L'anévrysme s'étendait depuis un pouce et demi au-dessus du sternum jusqu'au second espace intercostal droit, la matité s'étendait un peu plus à gauche qu'en haut et à droite. On notait une différence entre les deux pouls radiaux ; le gauche était plus fort. La malade pâle, émaciée, disait qu'elle aimait mieux mourir que de supporter plus longtemps les souffrances qu'elle endurait, et qui avaient nécessité l'obligation de la maintenir sous l'influence de l'opium. Double ligature le 21 septembre ; emploi des ligatures plates de Barwell. Le lendemain, la tumeur a manifestement diminué de volume, elle est de couleur plus foncée, et elle bat plus fort qu'avant l'opération. Le pouls radial droit a reparu, mais il est en retard de plusieurs secondes sur le gauche ; l'anévrysme est plus dur au toucher. Le 28, les douleurs disparurent. Le 21 octobre, la malade était assez bien pour renourner à New-Jersey. Dix semaines après l'opération, l'incision sous-claviculaire était entièrement guérie ; à la partie inférieure de l'incision carotidienne, il y avait encore un petit sinus qui laissait écouler quelques gouttes de pus en vingt-quatre heures. La tumeur n'est plus aussi grosse qu'au temps de l'opération, bien qu'elle le soit davantage que le cinquième jour après la double ligature. Elle est plus aplatie, plus dure au toucher, et encore animée de battements correspondant à la systole cardiaque. Le pouls n'a pas encore reparu dans la temporale droite. Le pouls radial droit est toujours en retard sur le gauche, il est aussi plus faible. La malade n'a ressenti que quelques rares douleurs dans la région de l'anévrysme et se trouve bien mieux qu'avant l'opération.

OBSERVATION XXVI

(Manseigh Palmer. *Anévrysme de l'Innominée et de l'arc aortique*, 1880.)

Jane M'Kelvie, cinquante ans. Tumeur de la grosseur d'un melon au-dessus de l'articulation sterno-claviculaire droite. Le 12 février, au milieu d'une crise d'asphyxie des plus violentes, Palmer fit la double ligature. Diminution brusque et immédiate de la tumeur ; disparition de la dyspnée. Au quarante-septième jour, hémorrhagie par la plaie carotidienne. Au bout de deux mois et demi la malade voulut quitter l'hôpital. Au troisième mois, à la suite d'un refroidissement, elle recommence à tousser et à éprouver de la gêne respiratoire. Issue d'un sang noirâtre par l'ancienne cicatrice du cou ; quelques jours plus tard, hémoptysie : le sang était également noir. Le 16 juin, la malade mourut ; depuis l'opération le pouls n'avait pas reparu dans la radiale droite.

Autopsie. L'anévrysme intéressait l'innominée et l'arc aortique ; le sac était garni de caillots fibrineux stratifiés. Le sang rendu dans les hémoptysies provenait du tronc brachio-céphalique veineux gauche, qui communiquait avec la trachée. (*Bristish Med.*, 1880, t. II, p. 875.)

Observation XXVII

(Denucé. *Anévrysme de l'Innominée*, 1880.)

Antoinette X..., quarante-quatre ans. Tumeur du volume du poing siégeant dans la région sus-claviculaire droite. L'articulation sterno-claviculaire est luxée; la clavicule repoussée en bas et en avant, séparée du sternum par un espace de 4 à 5 centimètres, est mobile. Le bord gauche de la tumeur dépasse la ligne médiane. Toute la région est animée de battements amples, synchrones au choc de la pointe du cœur. Les téguments qui recouvrent la tumeur sont très amincis. L'emploi de la galvano-puncture amène les plus mauvais résultats. Le 25 juillet M. le Prof. Denucé pratique la ligature simultanée de la carotide primitive et de la sous-clavière droites; les deux vaisseaux furent liés avec du catgut. Au moment de la constriction du fil de la sous-clavière, le pouls radial droit, qui était déjà très faible, disparut pendant deux minutes environ. La ligature de la carotide qui avait été faite la première n'amena aucun trouble céphalique. Le lendemain de l'opération, les battements de la tumeur étaient très diminués et à peine appréciables à la vue; le 30 juillet, l'intensité des battements avaient augmenté et le 18 août le volume de la tumeur commença à augmenter; le 20 septembre, il était le double qu'au moment de l'opération. Le 30 octobre, la malade meurt par rupture du sac à l'extérieur.

Autopsie. Le sac n'était adhérent qu'au niveau de la rupture. La paroi antérieure, très mince, contient seulement des caillots en un point correspondant sans doute (?) à l'implantation de l'une des aiguilles. La paroi postérieure est garnie de caillots volumineux, blanchâtres et stratifiés. La cavité du sac admet facilement le poing et contient quelques caillots noirâtres. L'anévrysme siégeant sur l'innominée communique avec l'aorte par un orifice élargi. En haut les deux orifices accolés de la carotide et de la sous-clavière sont perméables. Les deux artères liées sont oblitérées. Sur la sous-clavière on ne trouve pas de traces de catgut; sur la carotide on peut retrouver le nœud à peu près intact incrusté dans la paroi du vaisseau.

Les détails de cette observation m'ont été communiqués par M. Maurice Denucé. (*Bullet. de la Soc. d'Anat. et de Physiol. de Bordeaux*, 1881, t. I, p. 127.)

Observation XXVIII

(Kelburne King. *Anévrysme de l'Innominée*, 1880.)

H. W..., quarante ans. La ligature fut faite le 28 juillet avec des fils de soie phéniqués. Cessation immédiate de la douleur et de la dyspnée. Diminution notable du volume de la tumeur. Le 23 sep-tembre, le malade, se trouvant fort bien, voulut quitter l'hôpital. (Dans ce fait comme dans ceux de Lediard et de Palmer, le bras droit était resté quelque temps froid et faible après la double ligature.) (*Bristish Med.*, 1880, p. 878.)

Observation XXIX

(Howard Marsh. *Anévrysme de l'Innominée*, 1881.)

Homme de trente ans. Ligature antiseptique avec catgut chromique. Après l'opération, les battements cessèrent dans la partie antérieure amincie de la tumeur, mais celle-ci se développa en arrière. Le malade mourut par rupture du sac du côté des incisions faites pour les liga-tures. (*Bristish Med.*, 1881, t. I, p. 205.)

Observation XXX

(Pollock. *Anévrysme de l'Innominée*, 1881.)

S. L., trente-sept ans. Traitement par l'iodure de potassium et le repos sans aucun résultat. Double ligature faite au moyen de liens plats antiseptiques. L'anévrysme parut s'améliorer, mais le malade, qui avait de temps en temps de très violentes crises de dyspnée, mourut le dixième jour.

Autopsie. On trouve le nœud de la ligature carotidienne caché par un peu de lymphe répandue autour du vaisseau. Caillots bien formés dans les deux bouts de l'artère, qui était du reste complètement obli-térée. Tunique externe intacte ; tuniques internes rupturées. La sous-clavière contient aussi des caillots, mais ils sont moins résistants que ceux de la carotide. (*British Med.*, 1881, t. I, p. 469, et *the Lancet*, 1881, t. I, p. 501.)

Observation XXXI

(Langley Browne. *Anévrysme de l'Innominée*, 1881.)

John A., trente-deux ans. A son entrée à Bromwich Hospital, le 29 juin, le malade est très faible et se plaint de violentes douleurs dans la poitrine. La peau qui recouvre la tumeur est mince et prête à se rompre. Le 11 juillet, la double ligature est faite au catgut chromique; mesures antiseptiques. Les battements diminuent d'intensité, les parois de la tumeur s'épaississent; plus de douleurs ni de souffle. Au 28 octobre, l'amélioration s'accentuant toujours, le malade sortit de l'hôpital pour reprendre son travail.

Le pouls avait reparu dans la temporale *quatre* jours et dans la radiale *neuf* jours seulement après l'opération. (*British Medical*, 1881, t. II, p. 780.)

Dans les sept observations qui suivent, la ligature de la carotide primitive et celle de la sous-clavière n'ont pas été faites en même temps. Il s'est écoulé un intervalle variant de vingt jours à deux ans entre les deux ligatures.

Observation XXXII

(S. W. Fearn. *Anévrysme de l'Innominée*, 1836-1838.)

Marie S., vingt-huit ans. Tumeur pulsatile arrondie située immédiatement au-dessus du sternum et repoussant la trachée à gauche. Toux, dyspnée. Pouls radial droit à peine perceptible, le gauche est normal. Traitement médical pendant plusieurs semaines sans résultat. Le 30 août 1836, ligature de la carotide droite; ensuite pendant quelques heures violente dyspnée qui nécessite une saignée. Le 27 septembre, la dyspnée avait disparu, la malade pouvait se promener sans éprouver la moindre gêne, les battements de la tumeur étaient encore nettement distincts; la malade quitta l'hôpital. Elle revint à la fin de juillet 1838, elle toussait et était fatiguée par une forte dyspnée

lorsqu'elle marchait. En pressant derrière l'articulation sterno-claviculaire, on percevait des battements et on entendait aussi en ce point
un bruit de souffle. Le 2 août, ligature de la sous-clavière droite dans
sa troisième portion. Le 12, diminution de la toux et de la dyspnée.
La malade peut faire de longues courses sans éprouver de gêne respiratoire. Le 27 novembre elle meurt de pleurésie.

Autopsie. L'anévrysme intéressait l'innominée seulement. A l'exception d'un canal qui avait la grosseur habituelle de l'innominée, le
sac était rempli d'un coagulum dense. La carotide était oblitérée, la
sous-clavière avait été divisée par la ligature.

Observation XXXIII

(W. Wickham. Anévrysme de l'Innominée, 1839.)

Richard E., cinquante-cinq ans. Le 25 septembre, ligature de la
carotide, qui entraîne immédiatement une diminution dans l'intensité
des battements et dans le volume de la tumeur. Le malade, qui avait
quitté l'hôpital trois semaines après l'opération, fut obligé d'y rentrer
deux mois plus tard; la tumeur avait rapidement grossi et il était
fatigué par une toux et une dyspnée intenses. Le 3 décembre la
suffocation étant imminente, Wickam lie la sous-clavière dans sa
troisième partie. Soulagement immédiat; mais à partir du 7 décembre,
à la suite d'un accès de délire, l'anévrysme recommença à s'accroître.
Il se rompit à l'extérieur le 27 février 1840.

Autopsie. Les deux artères liées furent trouvées oblitérées. L'anévrysme intéressait l'innominée et atteignait le bord supérieur du
cartilage thyroïde.

Observation XXXIV

(Malgaigne. Anévrysme de l'Innominée intéressant légèrement les orifices de la
Carotide et de la Sous-Clavière droites, 1845.)

Germond Souverain, quarante-six ans. La tumeur, du volume d'un
œuf de poule, s'étend en haut à quatre centimètres au-dessus de la
clavicule, elle descend en bas jusqu'au niveau du bord inférieur du
cartilage de la deuxième côte droite; elle fait, au-dessus des parties
environnantes, une saillie de trois centimètres. Son bord interne

recouvre un peu le bord externe de l'extrémité supérieure du sternum. L'articulation sterno-claviculaire disparaît dans le corps de la tumeur. La carotide fut liée en mars ; cette opération amena une diminution de volume de l'anévrysme et fit cesser l'intensité des battements. Le malade quitta bientôt l'hôpital pour s'adonner à la boisson ; l'anévrysme s'accrut de nouveau, provoquant une dysphagie et une dyspnée des plus violentes. En octobre, les branches artérielles du côté droit de la tête battaient moins fort que celles du côté gauche. L'artère faciale droite surtout ne donnait que de très faibles battements. Le pouls radial droit était régulier, mais beaucoup moins fort que celui du côté gauche. Le malade avait une voix rauque, éprouvait de la dyspnée, de la dysphagie et se voyait pris parfois d'une toux suffocante. Le 17 octobre, ligature de la sous-clavière près du bord inférieur de la première côte. Pendant trois jours, les battements augmentent pour diminuer ensuite à partir du cinquième jour. L'état du bras droit, qui avait été paralysé à demi après l'opération, s'améliore ; la tumeur augmente de volume. Le 28 octobre, début d'érysipèle ; mort le 7 décembre par rupture du sac.

Autopsie. L'anévrysme occupe la terminaison de l'innominée et les origines de la sous-clavière et de la carotide. La carotide est oblitérée ; la sous-clavière est perméable jusqu'au point lié, son orifice dans le sac est béant. Les collatérales qui naissent de la sous-clavière ont conservé leur calibre normal, sauf la scapulaire postérieure qui se trouve un peu dilatée. Le calibre de l'innominée est augmenté ; l'aorte n'est pas sensiblement dilatée.

Observation XXXV

(Bickersteth. *Anévrysme de l'Aorte et de l'Innominée,* 1864.)

J. L., trente-cinq ans. Tumeur pulsatile s'étendant dans le sens vertical depuis l'os hyoïde jusqu'au-dessous de la seconde côte, et transversalement depuis le milieu de la clavicule droite jusques un peu au delà de la ligne médiane. Pouls égaux ; dyspnée. Le 10 mai, ligature de la carotide ; soulagement immédiat, diminution des battements ; la voix, qui était altérée, reprend son timbre normal, dyspnée améliorée. Quelques jours plus tard, réapparition des accidents, et le 28 juin, ligature de la sous-clavière ; amélioration nouvelle, ensuite la tumeur s'accrut de nouveau, et le malade succomba aux progrès de l'anévrysme trois mois après la dernière opération.

L'anévrysme intéressait l'innominée et l'aorte.

Observation XXXVI

(A.-B. Mott. *Anévrysme de l'Innominée*, 1876.)

Homme de quarante ans, présentant une tumeur pulsatile derrière l'articulation sterno-claviculaire droite. En 1875, un chirurgien dont le nom n'est pas rapporté, avait lié la carotide. Mott, en 1876, lia la sous-clavière. Après cette dernière opération, l'anévrysme diminua de volume, durcit et parut guéri. Un an après, Wyeth vit le malade avec Mott et ne trouva plus qu'une petite masse de la grosseur d'une muscade, qui semblait se soulever sous l'influence de l'impulsion cardiaque; du reste, on ne percevait aucun bruit dans cette tumeur. Le malade mourut de phthisie en 1879, trois ans après la ligature de la sous-clavière.

Wyeth regarde ce cas comme un des plus beaux succès de la double ligature.

A l'*autopsie* on constata qu'il s'agissait d'une dilatation anévrysmatique de l'innominée dans toute sa longueur.

Observation XXXVII

(Kurster. *Anévrysme de l'Aorte*, 1879.)

L'emploi de l'iodure de potassium amena une amélioration passagère; plus tard injections sous-cutanées d'ergotine. Comme la vie était menacée, Kurster fit la ligature de la carotide droite. Amélioration pendant quelque temps, puis retour des accidents, et au bout de deux mois et demi ligature de la sous-clavière. Amélioration nouvelle, mort subite deux mois et demi après. L'opération a donc prolongé la vie de cinq mois. (*Berliner khinische Wochenschrift*, nos 50, 51.)

Observation XXXVIII

(F. Treves. *Anévrysme de l'Aorte*, 1880.)

Homme de quarante-sept ans. Le 30 juin 1880, Adams lia la carotide au-dessus du muscle omo-hyoïdien; la ligature fut faite avec du catgut

4

et la plaie guérit par première intention. Après l'opération, la tumeur cessa de s'accroître sans toutefois diminuer. Le 21 juillet, Trèves lia la sous-clavière. Cette dernière opération améliora grandement l'anévrysme, et le 36e jour, la tumeur paraissant guérie, le malade quitta l'hôpital. Le 14 octobre, il rentra de nouveau, éprouvant des douleurs dans le dos, fatigué par la toux et en proie à une faiblesse générale. Après une légère hémoptysie, le malade mourut subitement par rupture du sac, 108 jours après la ligature de la carotide et 87 après celle de la sous-clavière.

Autopsie. L'origine de l'innominée confinait à un anévrysme aortique. Le sac était presque rempli de fibrine stratifiée laissant seulement subsister, au centre, une petite cavité communiquant avec le vaisseau. Le tronc brachio-céphalique et les deux premières portions de ses branches sont perméables.

Carotide. Pas de trace de constriction sur ce vaisseau, sa tunique externe est respectée. Le lieu de la ligature est seulement indiqué par une faible marque transversale, due probablement à la minceur des parois vasculaires en ce point. Le vaisseau est perméable, mais au point lié il existe une sorte de diaphragme perforé d'un petit trou. Ce diaphragme est formé par l'incurvation des bouts rupturés des tuniques moyenne et interne.

Sous-clavière. Cette artère est oblitérée et entourée dans sa troisième portion d'une masse inflammatoire solide. (*British Med.*, 1881, t. I, p. 232.)

(Pour toutes les observations où l'indication bibliographique n'est pas donnée, se reporter à l'article de Wyeth *in American Journal of medical Sciences*, premier trimestre, 1881, page 155.)

En prenant les trente et une observations de double ligature simultanée, on compte *six cas* dans lesquels le malade a survécu et se trouvait dans de bonnes conditions au moment où il fut perdu de vue (Obs. XX, XXIII, XXIV, XXV, XXVIII, XXXI) ; dans *quatre autres faits* la guérison de la tumeur anévrysmale était complète, et la mort, survenue par suite d'une cause qui n'avait aucune connexité avec l'anévrysme, fournit la constata-

tion de cette guérison par l'autopsie (Obs. XVI, XVII, XVIII,
XXI) ; *trois fois* l'amélioration fut très notable et persista longtemps (Obs. III, VI, XXVI). La malade de Cristopher Heath
vécut en effet *quatre ans,* celle de Sands *treize mois,* et, s'il est
vrai que l'opérée de Manseigh Palmer ne vécut que *quatre mois,*
il faut bien remarquer que l'opération réussit dans ce cas à
triompher d'une violente crise d'asphyxie et procura à la malade
un rétablissement marqué, puisqu'elle put quitter l'hôpital ; ce
n'est qu'après un refroidissement, l'opération étant déjà faite
depuis trois mois, sous l'influence par conséquent d'une affection
nouvelle, que les accidents dyspnéiques reparurent et entraînèrent la mort. L'autopsie permit de s'assurer d'ailleurs que le sac
était entièrement comblé de caillots fibrineux stratifiés, et l'on
vit aussi que le sang noirâtre qu'avait rejeté la malade ne provenait nullement des artères liées, mais bien du tronc brachio-
céphalique veineux gauche.

C'est donc *treize fois* que l'opération a réussi à enrayer les progrès du mal d'une manière évidemment manifeste. Cela donne une
proportion de 41.9 p. 100 de cas où l'opération a fait disparaître
les graves symptômes précurseurs d'une terminaison fatale.

Cette proportion est sans doute inférieure à celle fournie par
la galvano-puncture, qui est de 60.5 p. 100 dans les anévrysmes
de l'aorte et de 50 p. 100 dans ceux de l'innominée. Mais les
18 faits malheureux qui restent ne peuvent être tous mis sur le
compte de la double ligature. On doit d'abord défalquer deux
faits : premièrement celui de Maunder (Obs. IV), dans lequel si
l'opération a amené une issue funeste, c'est qu'elle fut faite à
tort ; ce que nous avons dit en exposant la physiologie pathologique de la méthode, montre que dans des cas pareils la
double ligature est formellement contre-indiquée, car, au lieu
d'être utile, elle est essentiellement pernicieuse. Quant au fait
de Rossi (Obs. II), la mort est expliquée par des lésions préexis-

tantes qui, si elles avaient été soupçonnées, auraient sans doute fait reculer le chirurgien. Je pourrais même ajouter encore le troisième fait de Barwell (Obs. XIX) où la mort doit être rattachée à l'anesthésie chirurgicale, et le cas de Durham (Obs. IX) dans lequel le malade succomba au choc opératoire.

Il reste donc en définitive quinze cas où la double ligature a complètement échoué. Mais dans plusieurs d'entre eux encore, malgré l'insuccès, on a pu noter cependant une diminution du volume de la tumeur, et la sédation momentanée des symptômes alarmants ne permet pas de supposer que si l'opération a été impuissante, elle a hâté la fin du malade. L'observation de Hobart mérite encore une mention particulière; comme chez l'opéré de Maunder, l'anévrysme que portait la malade de Hobart siégeait sur l'aorte, à gauche de l'innominée; il n'est parlé dans ce cas que de la *disparition* des battements, mais pas de la diminution de la tumeur. Pour nous, c'est la *diminution* seule du volume de l'anévrysme qui a de la valeur, car la tumeur peut rester la même et les battements diminuer ou même cesser si elle est très tendue.

Passant maintenant aux faits de ligature successive, nous voyons que, sur sept fois, ce procédé a donné deux guérisons complètes (cas de Fearn et de Mott); dans les cinq autres faits, la ligature de la carotide, qui a toujours été faite la première, n'a amené qu'une amélioration de courte durée.

Essayons d'expliquer la prédominance des cas de ligature simultanée sur ceux de ligature successive.

La crainte des accidents que peut entraîner la ligature simultanée de la carotide primitive et de la sous-clavière du même côté est un des arguments que MM. Holmes et Le Fort ont fait valoir en faveur de la ligature successive. Précisément dans tous les cas d'application du procédé de Fearn la carotide a toujours été liée la première. Or, comme les accidents céré-

braux sont de beaucoup le plus grave danger que peut faire
courir la double ligature, il est évident que ce danger est tout
autant à redouter avec le procédé de Fearn qu'avec celui de la
ligature simultanée.

La seconde objection faite à la double ligature simultanée est
tirée de la possibilité de voir le sac anévrysmal s'oblitérer
complètement sous l'influence de la ligature de la carotide
seule. A cela on peut répondre, comme le fait justement
remarquer M. le Dr Poinsot, que le cas de guérison spontanée
de Ogle qui a servi de base à l'argument est un fait unique, que
de plus le sac n'était pas entièrement oblitéré ; il existait
un canal conduisant dans la sous-clavière restée perméable.
En outre, sur vingt-cinq cas de ligature de la carotide pour un
anévrysme de l'innominée, on compte *une seule* guérison
(fait de Evans). Les faits de ligature successive témoignent du
reste en faveur de la ligature simultanée. A l'exception des deux
cas de guérison complète (Obs. XXXII, XXXVI), on a toujours
noté, dans le procédé de Fearn, après la première opération,
un retour rapide des accidents qui a nécessité, à bref délai, la
ligature de la sous-clavière.

Enfin, quant aux accidents hémorrhagiques, la ligature
antiseptique les a aujourd'hui grandement diminués.

Ce procédé de ligature artérielle place en effet les vaisseaux
dans les conditions les meilleures pour s'opposer aux dangers
d'une hémorrhagie secondaire. Il n'est plus maintenant d'obligation absolue que le lien constricteur, après avoir divisé les
deux tuniques internes, ulcère aussi la tunique vasculaire
celluleuse, c'est-à-dire divise complètement le vaisseau, pour
s'éliminer ensuite ; au contraire, la section de l'artère, loin
d'être recherchée, doit être soigneusement évitée ; on s'applique
à serrer le lien tout juste assez pour rompre les deux tuniques
internes. Encore Barwell en proposant la ligature plate n'a-t-il

eu d'autre but que d'assurer l'intégrité des trois tuniques artérielles. Il a pensé que la constriction seule du vaisseau pendant
un certain temps pouvait amener son oblitération définitive
(voy. Obs. XXI) tout aussi bien que la division des tuniques
moyenne et interne qui, en se recroquevillant, étaient destinées
à oblitérer la lumière du vaisseau.

Je n'entrerai pas ici dans de longs détails au sujet de la
ligature antiseptique (¹). Je me bornerai simplement à noter
que dans les faits de double ligature où la méthode antiseptique
a été mise en usage, une seule fois il s'est produit une
hémorrhagie par le bout central de la sous-clavière (Obs. X);
dans ce cas la ligature avait été faite au catgut. La ligature
plate de Barwell, faite d'étroites lanières tirées de la tunique
moyenne de l'aorte du bœuf, fut employée quatre fois, et dans
deux cas suivis d'autopsie, on put constater dans l'un l'intégrité des tuniques artérielles ; dans l'autre, tout comme dans la
ligature pratiquée avec un catgut rond, les deux tuniques
internes étaient rupturées. Ce dernier fait prouve que, contrai-
rement à l'opinion de Jones, de Bryant, de Stimson, etc., la
ligature plate est susceptible, de même que la ligature ronde,
d'assurer l'oblitération vasculaire par la rupture des tuniques
internes. Lors de la discussion qui eut lieu à la *Société royale
de Médecine et de Chirurgie de Londres* à propos du fait de
Pollock, Holmes assura d'ailleurs que sur le cadavre il avait pu
produire la section des tuniques moyenne et interne au moyen
d'une ligature plate fortement serrée. Enfin Langley Browne
avait employé comme lien le catgut chromique de Macerven,
estimant que le catgut phéniqué de Lister se résorbait avant
d'avoir donné au caillot le temps de s'organiser.

Les documents me manquent à ce sujet, mais je peux faire

(¹) Voir à ce sujet : G. Poinsot, *Considérations sur les procédés nouveaux mis en
usage dans le traitement des anévrysmes artériels.* (Bordeaux, 1881, p. 66 *et seq.*)

remarquer que dans le cas de M. le professeur Denucé on trouva encore à l'autopsie, faite trois mois après l'opération, le nœud de la ligature carotidienne. Dans ce cas, du reste, comme chez l'opéré de Treves où, malgré la rupture des deux tuniques internes de la carotide, la perméabilité du vaisseau s'était rétablie, il ne s'était produit aucune hémorrhagie.

On voit après cela que les arguments soulevés contre la ligature simultanée sont bien ébranlés par les faits. Aussi sommes-nous d'avis qu'un chirurgien décidé à pratiquer la double ligature doit donner la préférence à la ligature simultanée.

Passant maintenant à l'examen du sac, on constate que dans tous les cas où les malades ont retiré un bénéfice durable de l'opération, la poche anévrysmale a toujours été trouvée garnie de caillots solides, résistants, constitués par de la fibrine stratifiée, et l'on a pu remarquer que chez trois malades la circulation se faisait encore à travers l'anévrysme par un canal conduisant dans la sous-clavière qui, elle, était restée perméable jusqu'à la ligature. Ce dernier fait permet de comprendre pourquoi, avec la diminution de la tumeur, on percevait quelquefois encore des battements longtemps après l'opération. Cette circonstance est des plus intéressantes, car elle montre d'un côté l'exactitude de l'opinion émise par Wardrop, à savoir : que l'anévrysme innominé peut guérir, bien que les quatre branches de la sous-clavière restent perméables au delà du sac; et de plus elle fait penser que c'est peut-être à la voie que le sang trouve par la vertébrale pour monter au cerveau, qu'il faut rapporter la rareté des accidents cérébraux relatés dans les opérations de double ligature. Il est au moins raisonnable de croire que même dans les cas où la sous-clavière a été trouvée imperméable jusqu'au sac, cette oblitération n'a pas dû se faire brusquement, et l'on est en droit de penser qu'avant qu'elle se fût produite la circulation collatérale avait pu s'établir.

Parmi les faits malheureux enfin, nous trouvons dans plusieurs cas le sac anévrysmal tapissé de dépôts fibrineux, et le fait de Weir (Obs. XIII), en montrant l'anévrysme aux trois quarts garni de caillots solides quinze jours après l'opération, seule la partie inférieure et postérieure de la poche étant vide, indique comme conséquence immédiate de la ligature des deux branches terminales de l'innominée, la formation de caillots dans les parties du sac les plus voisines des artères liées, et cela alors même que la sous-clavière n'avait été liée que dans sa troisième portion.

Il ne me reste plus qu'une dernière remarque à faire. En terminant l'histoire succincte de la double ligature, j'ai observé que sur trente-huit faits la méthode avait été appliquée *dix fois* seulement dans des cas d'anévrysmes purement aortiques. Les idées émises à propos de la physiologie pathologique montrant que les anévrysmes de la portion ascendante de l'aorte, ceux qui siègent sur le vaisseau avant la naissance de l'innominée, étaient les seules susceptibles de retirer quelque bénéfice de la double ligature, peuvent jusqu'à un certain point expliquer cette réserve des chirurgiens. Mais il faut bien avouer d'autre part qu'à la difficulté de pouvoir toujours faire un diagnostic assez précis pour bien délimiter la position et l'étendue de l'anévrysme, il vient s'en ajouter une autre, celle de l'interprétation exacte du mode d'action de la double ligature dans les cas d'anévrysmes de l'aorte. Barwell a bien dit, il est vrai, que par suite de la direction de l'axe du cœur et de la courbure du tronc aortique, le courant sanguin était le plus fort le long de la paroi droite du vaisseau, ajoutant que la ligature de la carotide primitive et celle de la sous-clavière droites avaient pour effet de rejeter ce courant sanguin le long de la paroi gauche de l'aorte ; ceci d'ailleurs est très vraisemblable.

Mais, si les choses sont ainsi, on comprendra avec peine la

longue amélioration notée chez la malade de Christopher Heath, car, dans ce cas, l'anévrysme siégeait bien sur l'aorte ascendante, mais juste sur la paroi gauche de l'artère. Et d'ailleurs, même dans les cas où l'anévrysme intéresse la paroi aortique droite avant la naissance de l'innominée, on est en droit de se demander si l'espèce de remous, que la double ligature produit au niveau de l'orifice du tronc brachio-céphalique, remous qui a précisément pour effet la déviation de la colonne sanguine, est bien propre à diminuer 1 tension du sang dans l'aorte ascendante?

Je n'ai pas parlé des dangers que peut entraîner une guérison tardive des incisions faites pour les ligatures, parce que de pareils dangers sont aujourd'hui devenus une exception bien rare, grâce à la méthode antiseptique qui permet d'obtenir le plus souvent la réunion par première intention en faisant disparaître les inconvénients et les risques d'une longue et abondante suppuration. Du reste, dans les observations que j'ai rapportées, l'échec de la double ligature n'a jamais été mis sur le compte de quelque accident des plaies.

CONCLUSIONS

I. — La double ligature périphérique peut s'employer dans tous les cas d'anévrysmes de l'innominée.

II. — Dans les anévrysmes aortiques, elle doit être rejetée toutes les fois que la lésion intéresse l'aorte à gauche de la naissance du tronc brachio-céphalique.

III. — La double ligature simultanée doit être préférée au procédé de Fearn.

IV. — La sous-clavière doit toujours être liée dans sa troisième portion, car la perméabilité des deux premières parties de l'artère au delà du sac n'apporte nul obstacle à la guérison de l'anévrysme; et, de plus, la vertébrale droite étant ainsi accessible au sang, les accidents cérébraux seront moins à craindre.

V. — Assurément la double ligature ne doit être employée

qu'en dernier ressort; mais lorsque d'autres moyens thérapeutiques, tels que le traitement médical et la galvano-puncture,
se seront montrés impuissants, son emploi sera parfaitement
légitime, et même, dans les cas d'accidents graves du côté de
l'appareil respiratoire, elle doit être pratiquée d'emblée.

INDEX BIBLIOGRAPHIQUE

BARWELL (R.). *On Aneurism, especially of the Thorax and root of the Neck.* London, 1880.

BÉRARD. *Mémoire sur l'état des artères qui naissent des tumeurs anévrysmales, et Considérations sur l'emploi de la ligature entre le sac et le système capillaire.* (*Arch. de Méd.,* 1830, t. XXIII, p. 362.)

BŒCKEL (Eug.). *De l'emploi du catgut pour les ligatures d'artères dans la continuité.* (*Gazette hebdomadaire,* 1880, 27 février, p. 133.)

BŒCKEL (Jules). *La Ligature antiseptique des artères dans leur continuité.* Strasbourg, 1880.

BROCA. *Des Anévrysmes et de leur Traitement.* Paris, 1856.

DENT. *Innominate Aneurism treated by simultaneous distal ligature of the carotid and subclavian arteries, with remarks on the behaviour of a tendon ligature.* (*The Lancet,* 1881, I, march 26, p. 501.)

DENUCÉ. *Présentation d'une pièce d'anévrysme innominé après ligature simultanée de la carotide et de la sous-clavière.* (*Bullet. de la Soc. d'Anat. et de Physiol. de Bordeaux,* 1881, t. I, p. 127.)

DIDAY. *Traitement des anévrysmes par la méthode de Brasdor.* (*Bullet. de l'Acad. de Méd.,* 13 sept. 1842, t. VIII.)

FLEURY (A. de). *Du Dynamisme comparé des hémisphères cérébraux chez l'homme.* Paris, 1873, p. 32.

FOLLIN. *Traité de Pathologie externe.* Paris, 1874, t. II, p. 296.

HEATH. *On the Treatment of intrathoracic aneurisms by the distal ligature.* London, 1865.

HOLMES. *System. of Surgery,* vol. III, art. *Aneurism.*
— *Lectures on the surgical treatment of Aneurisms.* (*The Lancet,* 1872, t. I, Lect. I, II; t. II, Lect. III, IV; 1873, Lect. V, part I.)

KELBURNE KING. *Aneurism at root of Neck, ligature of right carotid and subclavian arteries, recovery.* (*British Medical,* déc. 4, 1880, p. 878.)

KUSTER. *Die Operation der Anevrisma Arcus Aortae.* (*Berliner klinische Wochenschrift,* nᵒˢ 50, 51.)

LANGLEY BROWNE. *Simultaneous distal ligature with recovery, for innominate Aneurism.* (*The Lancet,* 1881, nov. 12, p. 831.)

LE FORT (Léon). *Dict. encycl. des Sc. méd.,* art. *Anévrysme,* 1ʳᵉ série, t. IV; art. *Brachio-Céphalique,* 1ʳᵉ série, t. X.)

MALGAIGNE. *De la Cure des Anévrysmes du tronc brachio-céphalique par la méthode de Brasdor.* (*Revue médico-chirurg. de Paris,* 1852, t. XII, p. 27.)

MANSEIGH PALMER. *Aneurism of the Aorta and Innominate artery, simultaneous ligature of subclavian and carotid.* (*British Med.,* déc. 4, 1880, p. 875.)

MAUNDER. *Surgery of the arteries,* p. 29. *On Aneurism.* (*The Lancet,* 1875, t. I, p. 39, 42.)

PEARCE GOULD. *La Ligature avec le catgut.* (*Province médicale,* 1877, p. 485.)

PETIT (L.-H.). *Dict. encycl. des Sc. méd.,* art. *Galvano-Puncture,* 4ᵉ série, t. VI.

POINSOT (G.). *Dict. de Méd. et de Chirurg. pratiques,* art. *Sous-Clavière et Innominée,* t. XXXIII.

— *Considérations sur les procédés nouveaux mis en usage dans le traitement des anévrysmes artériels.* Bordeaux, 1881, p. 66.

POLAND. *Guy's Hospital Reports,* 3ᵈ ser., vol. XVII, p. 86.

RICHET (A.). *Dict. de Méd. et de Chirurg. pratiques,* art. *Anévrysme,* t. II.

STIMSON. *On simultaneous Ligature of the carotid and subclavian in third portion in the treatment of supposed Aneurism of the arteria innominata.* (*American Journal of med. sciences,* 1880, july, p. 52.)

— *Autopsy in a case of Aneurism of the innominate and subclavian arteries, treated by the distal ligature, three years before the death.* (*Am. Journ. of med. sciences,* 1881, I, p 192.)

TALAMON. *De l'Emploi du catgut dans les ligatures d'artères.* (*Revue mensuelle de Méd. et de Chirurg.,* 1877, mai, nᵒ 5, p. 380.)

VILADERBO. *De l'Opération de l'Anévrysme suivant la méthode de Brasdor.* (Thèse de Paris, 1881.)

WARDROP. *On Aneurism and its cure by a new operation.* London, 1828.

WYETH (J.-A.). *Ligature of the right subclavian (third portion) and the right common carotid arteries, at a single operation, on account of aortic aneurism; with a condensed history of the distal ligature for aneurisms near the heart.* (*Am. Journ. of med. sciences,* 1881, I, p. 155.)

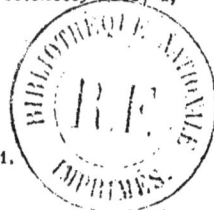

Bordeaux. Impr. G. GOUNOUILHOU, rue Guiraude, 11.

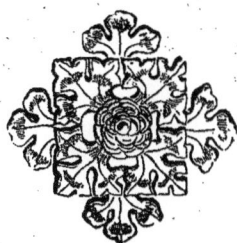

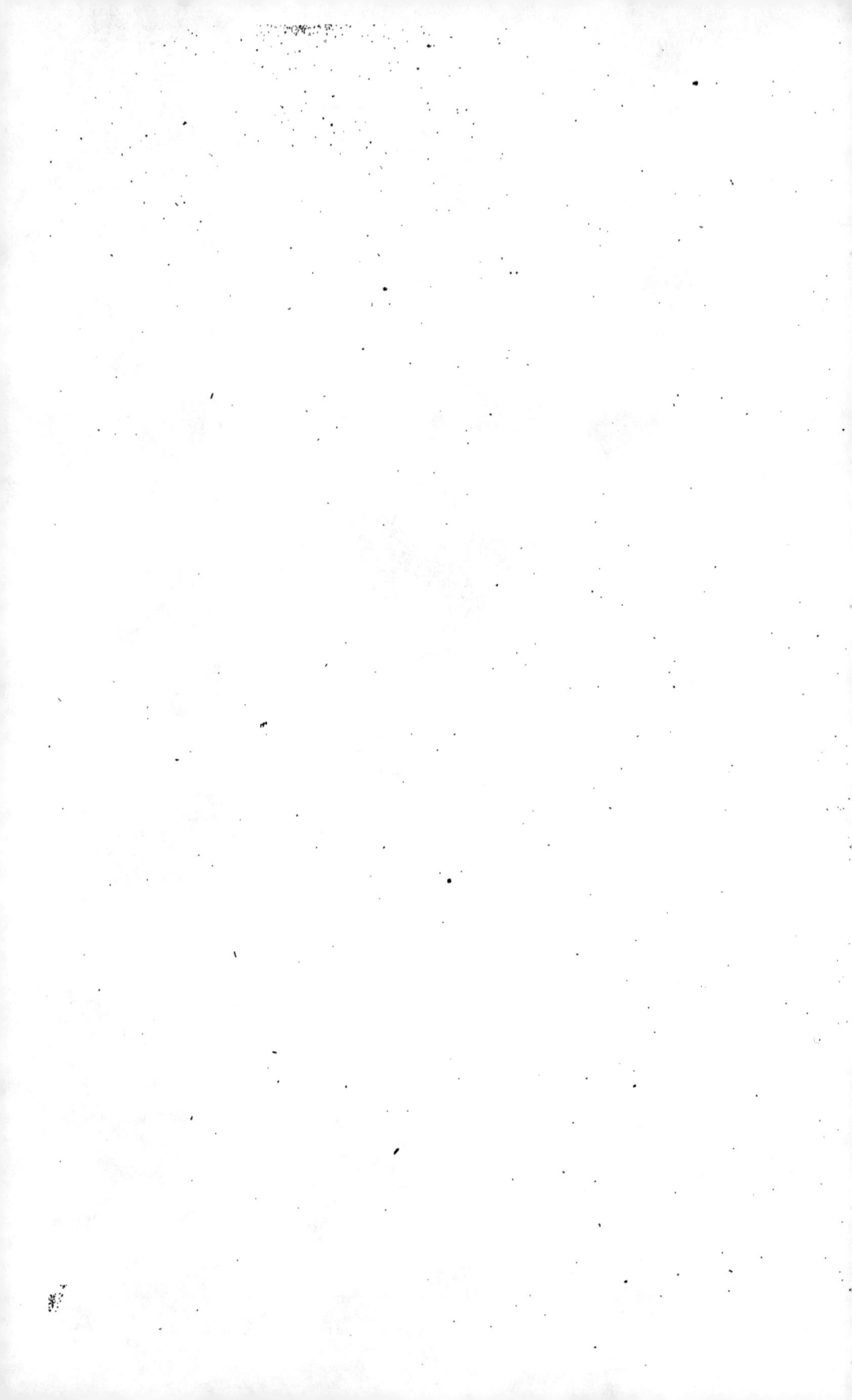

www.ingramcontent.com/pod-product-compliance
Lightning Source LLC
Chambersburg PA
CBHW032306210326
41520CB00047B/2259